腎臓病食品交換表

第9版 治療食の基準

黒川 清 監修

中尾俊之 小沢 尚 酒井 謙他 編

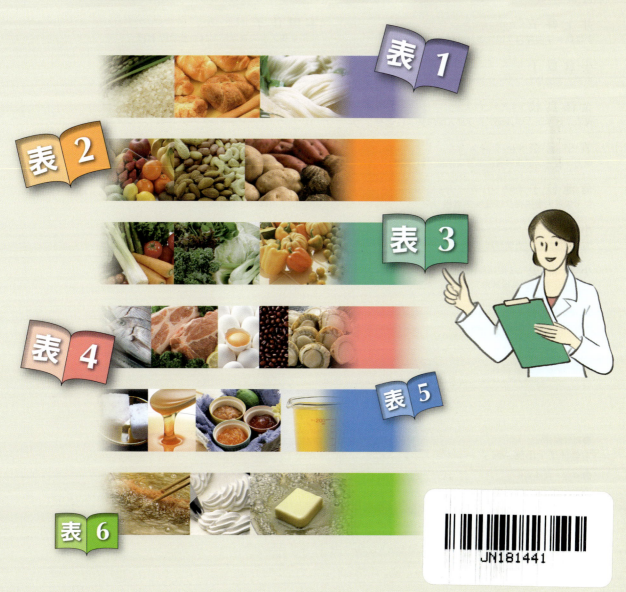

医歯薬出版株式会社

■監修

黒川　清 くろかわ　きよし
日本医療政策機構 代表理事，東京大学 名誉教授，政策研究大学院大学 名誉教授，東海大学 特別栄誉教授

■編集・執筆者（五十音順）

●医師

小沢　尚 おざわ　たかし
小平北口クリニック 院長

酒井　謙 さかい　けん
東邦大学医学部腎臓学講座 教授

中尾俊之 なかお　としゆき
腎臓・代謝病治療機構 代表，東京医科大学 名誉教授

西尾康英 にしお　やすひで
田無南口クリニック 院長

服部元史 はっとり　もとし
東京女子医科大学医学部腎臓小児科 教授

松永智仁 まつなが　ともひと
永仁会病院腎センター センター長

●管理栄養士・栄養士

市川和子 いちかわ　かずこ
元川崎医療福祉大学医療技術学部臨床栄養学科 特任准教授

井上啓子 いのうえ　けいこ
至学館大学健康科学部栄養科学科 教授

小倉豊子 おぐら　とよこ
東邦大学医療センター大森病院栄養部 主任

金澤良枝 かなざわ　よしえ
東京家政学院大学人間栄養学部人間栄養学科 教授

兼平奈奈 かねひら　なな
東海学園大学健康栄養学部管理栄養学科 教授

蒲池桂子 かまち　けいこ
女子栄養大学栄養クリニック 教授

小林　恵 こばやし　めぐみ
埼友草加病院栄養管理部 部長

小松龍史 こまつ　たつし
同志社女子大学 名誉教授

佐藤照子 さとう　てるこ
元北里大学病院栄養部 部長

土井悦子 どい　えつこ
虎の門病院栄養部 部長

濱谷亮子 はまたに　りょうこ
東京女子医科大学医学部腎臓小児科 非常勤講師

本田佳子 ほんだ　けいこ
女子栄養大学栄養学部実践栄養学科 教授

宮本佳代子 みやもと　かよこ
金沢学院大学栄養学部栄養学科 教授

宗像伸子 むなかた　のぶこ
ヘルスプランニング・ムナカタ 代表

最上美女江 もがみ　みなえ
帝京大学ちば総合医療センター栄養部 係長

森　朝子 もり　あさこ
横浜市立市民病院栄養部

山下光雄 やました　てるお
慶應義塾大学スポーツ医学研究センター 研究員

山脇ふみ子 やまわき　ふみこ
ヘルスプランニング・ムナカタ

渡邊智子 わたなべ　ともこ
東京栄養食糧専門学校 校長，
千葉県立保健医療大学 名誉教授

●料理制作
宗像伸子・山脇ふみ子──ヘルスプランニング・ムナカタ

●料理・食品撮影
箕輪　徹・中川朋和──ミノワスタジオ
内田　保

●スタイリスト
塩田明子──ポンテ・ペトラ

●造本デザイン・AD
杉山光章──エムズ

●イラストレーション
奈和浩子・かまたいくよ

監修の序

　わが国の透析療法は世界の中でも最も優れた成績をあげています．しかし，それにしても大きな問題を抱えています．

　第1に，財政的な問題です．この20年，経済先進国の中でも，日本の経済は成長していないという事実があります．むしろ低下基調といっていいでしょう．20年ほど前には，1人あたりのGDPは世界第2位という賞賛の的であったのが，今や世界でも20位より下位となっています．この原因にはいくつかありますが，予測できない，大きなうねりを示している世界経済，産業構造の変化に対応できていないのです．

　第2に，世界一の高齢社会先進国ということがあります．この100年間の科学と技術の進歩は目を見張るものがあり，人間の平均寿命は，先進国では40歳代から80歳代になり，長い人生を満喫できることになりました．ただ，これにも以下にも述べる課題があります．

　第3に，末期慢性腎不全の原因疾患の変化があります．20年ほど前から，慢性腎炎に代わって糖尿病性腎症がトップに躍り出て，その数も割合も増え続けています．運動不足と食生活の変化による日常的な生活習慣の変化の故といえます．これをなんとか変えることはできないのか，これが世界共通の健康・医療の問題なのです．

　第4に，患者さんだけでなく，医療従事者たちも，高齢化が進んでいることがあります．医療従事者だけが高齢にならない，などというわけがありません．

　第5に，残念なことに高齢者のうち一定の割合が認知症になり，この割合は年齢とともに増えていきます．日本は世界の高齢最先進国であり，高齢者の3人に1人が認知症といっても過言ではありません．

　第6に，女性は男性より長寿です．日本では100歳以上の方が6万人を超え，その約85％が女性です．10兆円超とも推定される認知症のコストの約50％が表面に出てこないコスト，主として家族などの女性がサポートするのにかかるコストとされています．しかも女性のほうが男性の2倍も認知症になりやすいのです．

　これらのかなり予測可能な数字から，これから透析医療をどうするのか，この本での食事・栄養に関する知識と知恵をどう生かしていくのか．みなさんとのこれらの大事な問題について一緒に考え，これからの目標をどう設定していくのか．日常の現場の中からのご意見，考える力，創意工夫のお役に立てていただくことができれば，うれしく思います．

　執筆者・編者・出版社一同の本心としては，これらの大問題を，読者のみなさんと一緒に考えたい，という気持ちでこの版をお届けしていることを汲み取っていただければ幸いです．

平成28年9月

日本医療政策機構代表理事，東京大学名誉教授　**黒　川　　清**

第9版によせて

　腎臓病の種類にかかわらず，糖尿病性腎症でも慢性腎炎でも，あるいはほかの疾患でも，腎機能障害が進行して排泄能が低下すればするほど，体液・電解質の恒常性が維持しにくくなり，尿毒素となる代謝産物の貯留など種々の異常病態が出現してきます．これはどのような腎臓病においても共通してみられる現象です．

　腎機能低下が顕著になっている方が，透析の導入をできるだけ避けたい，先に延ばしたいと願う場合，たんぱく質や食塩，あるいはカリウムをコントロールする食事療法が大きな力となります．さらに，透析をすでに受けておられる方においては，食事療法が適切に守られないと，すぐにでも生命にかかわる状況となることがあります．したがって，腎臓病の種類にかかわらず，腎機能低下の程度やそれにともなって出現する病態をコントロールできるように調整することが食事療法の主眼となります．

　食事に含まれるたんぱく質量をどの程度コントロールするかは，腎機能低下の程度と患者さん自身の身長から算出する標準体重とにより決まります．一方，必要なエネルギー摂取量は，腎機能とは無関係に，標準体重と性別，身体活動量により決まります．今回の改訂では，これらの点を考慮して対応できる内容としました．

　本書の初版から第6版までの充実には，故平田清文・東邦大学名誉教授が非常に大きな情熱を注いでこられ，今回の改訂も故平田先生のこれまでの業績をもとに改訂作業を行っています．すなわち，この食品交換表は，栄養学的にほぼ等しい栄養価（たとえば，たんぱく質3gを含む食品を1単位とする）の食品を相互に交換することによって，食事の変化と楽しみを与え，それによって同等な治療効果を期待することを目的としたものです．このため，食品重量，成分値などは取り扱いに便利なように，一定の約束（凡例）で丸めて表示してあります．これは食品成分表と大きく異なるところです．ご利用にあたっては誤解されたり，誤った方法で使用されたりすることのないようにお願いします．

　本書によって，患者さんのみならず医療スタッフなど，多くの方々に腎臓病の食事療法を理解していただくことができれば幸いです．

平成28年9月

編者代表／腎臓・代謝病治療機構代表，東京医科大学名誉教授　中尾俊之

初版によせて

人間はもともと，他の動物と同じように，長いあいだ食を得ることに専念し，そのときどきに得た食物で生活してきた．その食事形態は今でも残っているといえよう．べつにカロリーを計算するのでなく，たんぱく質を推定するのでもなく，自分の好みに合ったうまそうな食物を習慣的にとっているのが多くの人であろう．健康な人ならこの方法で通常なんらの障害も起こらないが，病気になって食事上の制限が強くなると，体を保つためには大切な栄養の原則があることを知る．

腎臓病で腎機能が低下し窒素排泄が不良になるとたんぱく質を制限し，浮腫や高血圧があると食塩を制限するのを原則とする食事療法を行う．これは体の出口で代謝を調節する腎臓が病気のために，医師が体の入口で調整することである．その調整が合理的にできるか否かは毎日のことであるから，患者自身の知識に関係するところが大きい．

医師が各栄養素を何gという食箋を指示しても，それがどのように実施されているかは，家庭にいる患者ではきわめてわかりにくい．毎日の食物であるから，変化が必要であり，しかも合理的でなければならないので，実際これに当たる患者や家族には決して容易でない．

このような困難を除いて誰にでも良い腎臓病治療食を作ってもらい，腎臓に病気のある人の食生活を向上したいというのが，この食品交換表の目的である．しかし，その細部は個々の患者の腎臓の病態にしたがっていちじるしい差があるので，食品交換表を利用するに当たっては，まず，腎臓病食のうちのどれであるかを知り，その食事の原則をよく理解し，制限すべきものと制限の不要なものとを知り，そのうえで，各食品を交換することが大切であろう．

昭和46年5月

慶應義塾大学教授　**浅野誠一**

腎臓病の治療のうえから，食事が大切であることはむかしからいわれてきたことである．ところが多くの患者やその家族の方々にきくと，要するにたんぱく質と食塩を減らしなさいといわれたにすぎないようで，具体的にはどうしていいのかわからないのが現状である．ある人は肉をとらないで魚をとることだと解釈しているし，動物食品はよくなく野菜がよいといわれたという．これでは何のための食事療法かわからなくなってしまう．

最近，腎臓病の食事療法が改めて見なおされつつある．そして，尿毒症患者に人工透析を長期間行う際に，食事上の注意がうまく守られているかによって，その成績が非常にちがうものであることもわかった．外国ではさらに今までよりもずっときびしくたんぱく質の制限を行う人が多くなり，それに応じた食品もつくられるようになった．

そこで，日本人にあった腎臓病食事ということが極めて重要なことになり，しかもそれを何とか簡便化したいのである．糖尿病学会では，糖尿病食事について食品交換表をつくり，これが多くの患者，栄養士の実際上の調理に大きな役割を果たしている．腎臓病でもこの食品交換ということを応用して，何とか正しくしかも容易に腎臓病の食事療法を行えるようにしたいのが多くの人の念願であった．

このたび，その方面のエキスパートである医師と栄養士が共同して，新しい腎臓病食事の食品交換表をつくることになった．これが一人でも多くの腎臓病になやむ患者のために役立つことを期待したい．その経験をもとにして今後も手を加えよりよきものにしたいと考えている．今後の改訂のためのご意見をおよせいただけるようお願いして序文とする．

昭和46年5月

東京大学教授　**吉利　和**

腎臓病食品交換表
第9版 治療食の基準

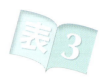

目次

凡例 ……………………………………………………………………………… viii

腎臓病とその治療食のあり方 …………………………………………………… 1
腎臓病食品交換表のしくみ …………………………………………………… 13
腎臓病食品交換表の使い方 …………………………………………………… 19

食品交換表（食品分類） …………………………………………………… 23

- 表1 ご飯・パン・めん ………………………………………………… 24
- 表2 果実・種実・いも ………………………………………………… 28
- 表3 野菜 ………………………………………………………………… 34
- 表4 魚介・肉・卵・豆・乳とその製品 ……………………………… 44
- 表5 砂糖・甘味品・ジャム・ジュース・でんぷん ………………… 64
- 表6 油脂 ………………………………………………………………… 68
- 別表 ……………………………………………………………………… 72
  - 別表1 きのこ・海藻・こんにゃく ………………………………… 73
  - 別表2 嗜好飲料 ……………………………………………………… 74
  - 別表3 菓子 …………………………………………………………… 75
  - 別表4 調味料 ………………………………………………………… 78
  - 別表5 調理加工食品 ………………………………………………… 81
- 特殊 治療用特殊食品 …………………………………………………… 82
  - 治療用特殊食品の問い合わせ先 …………………………………… 90

食品選択と食事作り 完全ガイド ………………………………………… 91

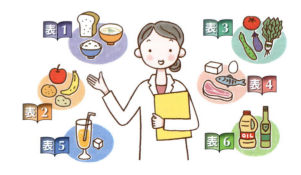

たんぱく質の単位別にみた食事のとり方 ･･ 99
あなたの食事は何単位にしたらよいのでしょうか？

- たんぱく質 60g 20単位・1,900kcal の食事 ････････････････････････････････････ 102
- たんぱく質 60g 20単位・2,100kcal の食事 ････････････････････････････････････ 106
- たんぱく質 50g 17単位・1,600kcal の食事 ････････････････････････････････････ 110
- たんぱく質 50g 17単位・1,800kcal の食事 ････････････････････････････････････ 114
- たんぱく質 40g 13単位・1,600kcal の食事 ････････････････････････････････････ 118
- たんぱく質 40g 13単位・1,900kcal の食事 ････････････････････････････････････ 122
- たんぱく質 30g 10単位・1,400kcal の食事 ････････････････････････････････････ 126
- たんぱく質 30g 10単位・1,600kcal の食事 ････････････････････････････････････ 130
- たんぱく質 20g 7単位・1,800kcal の食事 ･････････････････････････････････････ 134

長期透析療法の食事 ･･･ 138

- 長期透析療法：たんぱく質 60g 20単位・1,800kcal の食事 ･･･････････････････････ 140
- 長期透析療法：たんぱく質 50g 17単位・1,600kcal の食事 ･･･････････････････････ 144

小児腎臓病の食事 ･･･ 148

- 小児腎臓病：たんぱく質 40g 13単位・1,500kcal の食事 ･････････････････････････ 150

食事を豊かにする工夫 ･･･ 155

- エネルギーを高める調理法 ･･･ 156
- 食欲不振のときの油の上手な使い方 ･･･････････････････････････････････････ 160
- 主食に特殊食品を使ったときの 表4 の追加料理例 ･･････････････････････････ 161
- 特殊 治療用特殊食品を使った一品料理 ････････････････････････････････････ 162
- 食品の食塩・カリウム・リンを減らす調理法 ･･･････････････････････････････ 168

食品名さくいん ･･･ 173

> **COLUMN**
> - 調味料の計量目安 ･･ 71
> - 小児腎臓病の食事療法を成功させるために ･･････････････････････････････････ 154

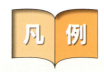

●食品交換表

(1) この交換表は「日本食品標準成分表2015年版（七訂）」（文部科学省）に準拠しています．

(2) 加工食品以外の食品で，食品名に「（ゆで）」「（乾）」などとしていないものは，原則として生の食品です．

(3) 食品の重量は，食べられない部分を除いた可食部（正味）のグラム数です．

(4) 各表の1単位当りおよび100 kcal当りの重量は，原則として小数点以下を四捨五入し，100 g未満は5 g刻みで，100 g以上は10 g刻みで記載してあります．

(5) 表3の漬物，別表1〜別表5は，1回の標準使用量で示してあります．

(6) 治療用特殊食品は1回の標準使用量，1包当りの重量ないしは100 g当りで示してあります．

(7) 水分，カリウム，カルシウム，リン，ナトリウムは，以下の表記にしています．
- 0〜0.5（g, mg）未満は0
- 5〜15（g, mg）未満は10
- 0.5〜5（g, mg）未満は……
- 15〜25（g, mg）未満は20

以下同様に，10刻みで記載してあります．ただし，1,000以上の数値は10の位を四捨五入し，有効数字2桁で表記してあります．

「―」の印は，未測定を示します．

(8) 備考欄のエネルギーは，小数第1位を四捨五入した数値で，表1・表2は平均エネルギーの±20%，表3・表4は±50%の範囲内で記載してあります．（ ）付きのエネルギーは，平均エネルギーに近いことを示します．

(9) 備考欄の食塩は，食塩相当量〔ナトリウム（mg）×2.54÷1,000〕で0.1以上のものに限り表記しています．魚介類，海藻類などに天然に含まれるものに関しても含まれています．

(10) 備考欄のたんぱく質（表3の漬物，表5，表6，別表1〜別表5）における「……」の印は，0.1に満たないものです．

●単位配分と献立

(1) 食品構成に表示した表1〜表4までの単位配分（例）は，わかりやすくするために，0.5単位刻みで配分しています．

(2) 献立表の食材ごとの単位欄は，小数第2位を四捨五入して第1位で示してあります．ただし，0.1未満は「*」で表記していますが，合計の計算には含めています．

(3) 献立表のエネルギー，水分，カリウム，リン，ナトリウムの数値は，正確を期するため，四捨五入しない数値を乗じて算出してあります．

(4) 揚げ物の揚げ油は，吸油率から計算した吸油見込み量です．

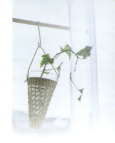

腎臓病とその治療食のあり方

腎臓病患者さんの増加

　腎臓病はもともと若い人に多い病気として知られていましたが，最近は日本人の寿命の延伸や高齢者の著しい増加により，腎臓病はむしろ成人や高齢者に多くみられる病気として知られるようになりました．

　腎臓病が進行した末期腎不全のため人工透析療法を受けている患者さんの数は最近の10年間で約1.3倍に増加し，2018年末で約34万人となっています．すなわち日本人の約400人に1人が人工透析療法を受けていることになります．

　CKD（慢性腎臓病；Chronic Kidney Disease）が健康上の大きな脅威であることが認識され，16年余りがたちました．CKDは国民的認知を得て，その結果，透析患者総数の増加はここ数年5,000人前後で推移しており，全体としての増加傾向は頭打ちとなりました．この現象をCKDの進行が抑えられたと考えた場合，透析に至らない保存期腎不全患者が増加している可能性は容易に想像できます．

　「血圧，腎機能は安定しており，また2カ月後に来院してくださいといわれますが，この2カ月間，私はいったいどのようにすればいいのでしょう？　ただ薬を飲めば，腎臓は守れるのですか？」の問いかけがよくあります．末期腎不全の予防には，腎臓病の悪化をできるだけ抑制する食事療法の実践が重要です．腎臓病の正しい食事療法を行うには，まず，おもな腎臓病に関する知識と治療食のあり方について理解することが必要です．

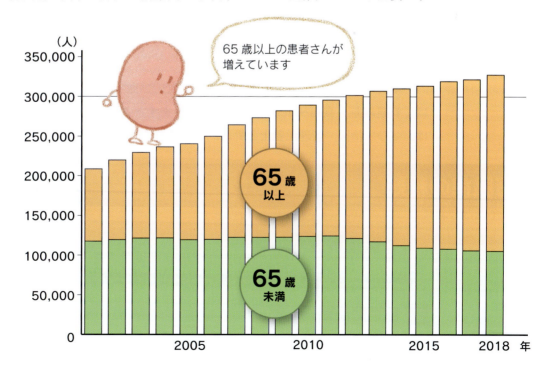

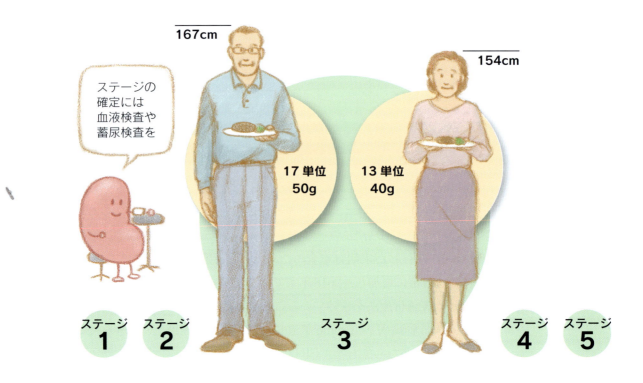

腎臓病の食事療法の基本となるたんぱく質とエネルギーの考え方

　本書は，たんぱく質制限を実行しやすくするために，食品中に含まれるたんぱく質の量にまず注目して作られたものです．

　そのたんぱく質の量は，腎機能の低下の程度（あとで解説するCKDステージ分類）と体格によって決まります．すなわち，従来は病態（急性腎炎後，慢性腎炎，糖尿病など）別にたんぱく質の量を決めていましたが，本書「第9版」から身長別に，とくに50～60歳代の年齢層の方々を中心に，たんぱく質摂取区分を決め，そのうえで，必要エネルギーを性別・日常活動量で決めていくようにしました．

　一度決めた食事療法も，その後の体重，血圧，血液検査，および蓄尿から計算されるたんぱく質摂取量，食塩摂取量で変化していきます．このたんぱく質制限と必要エネルギー量は，ぜひ主治医，管理栄養士と継続的に相談して進めていってください．

腎臓病の種類

急性腎臓病と慢性腎臓病

　腎臓病は，急性腎臓病と慢性腎臓病とに大別できます．

1 急性腎臓病

　急性の腎臓病には，急性糸球体腎炎や急性腎盂腎炎，急性尿細管壊死，急性間質性腎炎，

微少変化型ネフローゼ症候群などがあります．これらは急に発症して入院治療が必要となることが多いのですが，病院できちんと治療を受ければ，短期間のうちに治る可能性が高い腎臓病です．たいていは入院中に治るので，退院後に自宅で食事療法が必要となる場合はほとんどありません．

　しかし，微少変化型ネフローゼ症候群では，症状は短期間で治っても，薬物療法は長期間続ける必要があります．薬を減らすと症状が再発することも多いのです．

2 慢性腎臓病（CKD）

■ CKDの診断

　慢性糸球体腎炎や慢性間質性腎炎，腎硬化症，多発性嚢胞腎，糖尿病性腎症など，慢性的に持続する腎臓病のすべてがCKDに入ります．

　CKDは，以下の症候を確認することにより診断されます．

CKDの診断

- ❶尿検査，画像診断，血液検査，病理検査で腎障害を示す異常（とくに，たんぱく尿の存在が重要）
- ❷糸球体濾過量（GFR）が60mL／分／1.73 m²未満
- ❶❷のいずれか，または両方が3カ月以上持続する

　CKDは現代の医学では根治的治療法がないものが多く，治るものよりも，むしろ治らないもののほうが多いのです．しかし最近では，治らないまでも，薬物療法や食事療法などにより進行をかなり抑えることができるようになってきています．

■ CKDのステージ（病期）分類

　CKDは進行すると腎機能が低下していきます．CKDの腎機能を糸球体濾過量（GFR）で評価し，その低下の度合いにより，以下に示すように5つの病期にステージ分類されています．すなわちCKDは，腎機能低下の進行により，ステージ1からステージ5へと進行します．

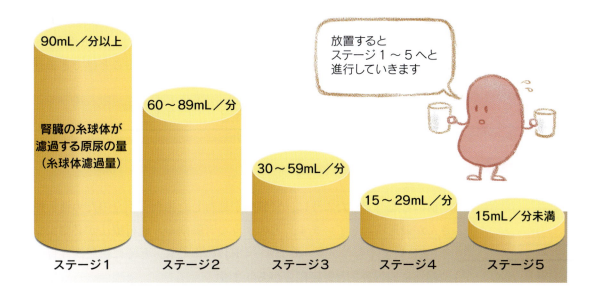

CKD のステージ分類

病期ステージ	ステージの説明	進行度による分類 GFR (mL/分/1.73m²)
G1	GFR正常または高値	90以上
G2	GFR正常または軽度低下	60〜89
G3a	GFR軽度〜中等度低下	45〜59
G3b	GFR中等度〜高度低下	30〜44
G4	GFR高度低下	15〜29
G5	腎不全	15未満
	5D　透析患者	
	5T　腎臓移植患者	

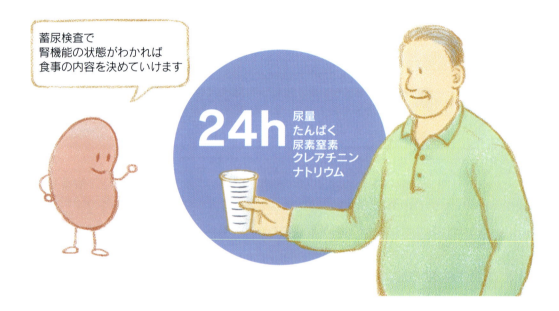

■ 腎機能の測定

　腎機能低下の程度の診断はGFRの測定により行われます．GFRの測定は，蓄尿によるクリアランス検査を行うことが基本です．

　しかし，蓄尿ができない場合には，血清クレアチニン濃度（mg/dL）より下に示す式によって推定されています．ただし，この式による推定は，GFRが60 mL/分/1.73 m²未満の患者さんに限られ，それ以上では不正確となり，用いることはできません．

〈MDRD日本人式〉

　　推定GFR $= 194 \times$ 血清クレアチニン$^{-1.094} \times$ 年齢$^{-0.287}$

　（女性ではこれに0.739をかける）

腎不全に至る腎臓病の種類

　前にも述べましたように，腎臓病が進行した末期腎不全のため透析療法が必要になる患者さんが最近増加しています．どのような腎臓病から透析療法が必要になるかというと，やはりCKDによるものが多いのです．CKDの中でも，とくに糖尿病性腎症が圧倒的に多く，次に慢性糸球体腎炎と腎硬化症があります．

成人の三大腎臓病

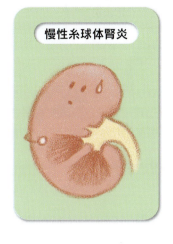
慢性糸球体腎炎

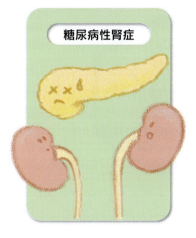
糖尿病性腎症

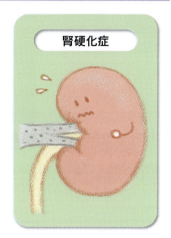
腎硬化症

①慢性糸球体腎炎

免疫の機序で起こる腎臓病です．ひとくちに慢性糸球体腎炎といっても，IgA腎症，膜性腎症，膜性増殖性糸球体腎炎などいろいろなタイプの腎炎があります．そして，そのタイプの違いにより進行の速度も違うのです．

②糖尿病性腎症

糖尿病の人に発症する腎臓病です．この腎臓病は糖尿病罹病期間が長く，かつ血糖コントロールの悪い人に発症します．発症当初は，検尿できわめてわずかにたんぱく尿（微量アルブミン尿）がみられるだけですが，月日の経過とともにたんぱく尿が次第に増加すると，以後は腎機能の低下の進行が比較的速いので要注意です．腎機能がいよいよ末期に近づくと，むしろ血糖値が低下し，ときには低血糖もきたします．病期に進行によりたんぱく質摂取の減少，エネルギー摂取の増加，インスリン注射必要量の減少も必要です．

③腎硬化症

糸球体輸出入動脈の硬化（腎臓の濾過装置へ流入する血管の狭小化）が原因となり，高齢の方や高血圧の患者さんで起こりやすい腎臓病です．進行は遅い場合が多いといえます．しかし近年，高齢化にともない増加傾向で，この10年で患者数は2倍に増えています．たんぱく尿が少ないのも特徴であるために，その発見が遅れることもあります．夏場はこの病気による腎機能増悪が高齢者を中心によくみられます．脱水，あるいは熱中症で腎臓が悪くなる場合，多くはこの病態が基礎にあることが多いです．夏の飲水励行と下がりすぎない血圧管理が重要です．

④その他

頻度はあまり高くありませんが，腎不全に至るおそれのある腎臓病として，つぎのようなものがあります．

- **多発性囊胞腎**：直径数cmまでの大小不同の多数の囊胞が腎臓に生じる遺伝性の疾患です．
- **ループス腎炎**：膠原病の1つである全身性エリテマトーデス（SLE）が原因になって起こる腎炎です．最近では薬による治療の体系化が進み，病気の予後は著しく改善されてきています．

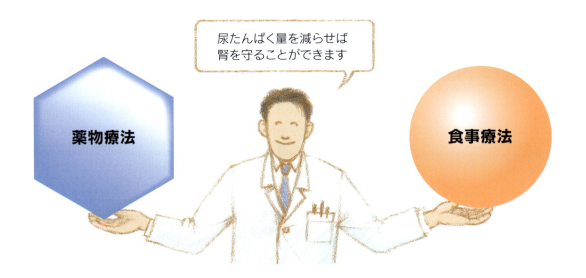

- **痛風腎**：痛風の人に発生する腎臓病です．痛風の原因である尿酸の血中濃度を薬により下げておけば防ぐことができます．ただし，痛風を起こさなくても尿酸値が高いだけで，腎臓病になりやすいことが最近の調査でわかっています．
- **慢性腎盂腎炎**：細菌の感染による炎症が腎臓に慢性的に反復して起こるものです．膀胱から腎臓へ細菌が逆流することが原因です．
- **腎結核**：腎臓に起こる結核症です．

たんぱく尿と腎臓病の進行

慢性糸球体腎炎や糖尿病性腎症，腎硬化症などの糸球体疾患では，尿たんぱく排出量の程度が腎機能低下進行の最大のリスク要因となっています．すなわち，尿たんぱく排出量が0.5g/日未満と少なければ進行する心配は少ないといえますが，これより多ければ多いほど進行が速いことが証明されています．

したがって，これらの糸球体疾患での最大の治療目標は尿たんぱく量を減らすことです．腎臓病での薬物療法や食事療法も，まずはこれを目標にして行われます．たんぱく尿が減少すればするほど，透析遅延効果があるのです．

腎臓病の患者さんが受ける治療

薬物療法

腎臓病の中には薬物療法が非常に有効で，すっかり治ってしまうような種類の病気もあります．ステロイド剤，免疫抑制薬，降圧薬などが該当します．

一方，成人の慢性腎臓病の大部分は，根本から治す特効薬がいまだ開発されていないのも事実です．しかし，現有の薬物療法を強化して治療を行えば，根本的に治るのは不可能としても，尿たんぱく量を減少させることができ，かなりの進行抑制効果を期待できます．

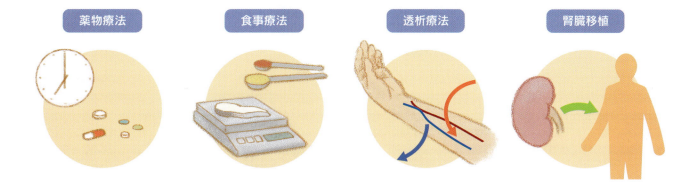

食事療法

　腎臓は，たんぱく質が体内で代謝・分解されて産生される窒素化合物などの老廃物や酸を尿中に排泄しています．また，必要以上に摂取された余分な水分や食塩を尿へ排泄しています．

　したがって，食塩やたんぱく質をとりすぎて病気の腎臓に過剰な排泄という仕事の負担をかけすぎると，尿たんぱく量が増加し，腎臓病の進行が早まるおそれがあります．

　一方では，食塩やたんぱく質を制限する食事療法を行うことにより，腎臓が保護されて腎機能低下の進行を抑制することができます．また腎機能の低下がかなり進んで排泄力が不十分な腎不全の方では，食塩や水分，たんぱく質をとりすぎると，余分な老廃物や水分，食塩が身体にたまってしまいます．これが高血圧・浮腫を引き起こし，心不全に至ります．このように，腎臓病の方は食事療法がたいへん重要です．食事療法は，患者さん自身の日々の実行により効果が得られる治療です．

透析療法

　腎臓病が進んでしまって，その働きが通常の5％以下程度に低下したときには，尿毒症を起こす危険があります．しかし現代では，もし腎臓病が進行して腎不全となったとしても，それほど心配はありません．なぜなら，失われた腎臓機能を代行させる治療法が発達しているからです．

　腎臓機能を代行させる治療とは，すなわち透析療法のことです．透析療法を開始してきちんと養生をすれば，尿毒症を起こす心配はまったくなくなります．元の通りに近く元気に働くことができます．たとえ尿がまったく出ない無尿の状態の方でも，透析療法を受け，薬物療法と食事療法をきちんと行えば，10年も20年も元気に生活している人は大勢いるのです．

　透析療法には，大きく分けて血液透析と腹膜透析の2つの方法があります．

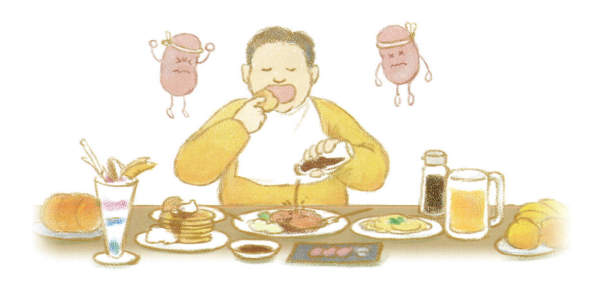

腎臓移植

　腎臓提供の機会に恵まれれば，腎臓移植を受けることができます．現在，1万2,000人以上の方が移植で社会復帰され，年間では1,700例の移植が行われています．ほとんどは生体腎移植という，元気な方（兄弟，両親，夫婦間など）からの臓器提供が主体です．健康な方であれば，片方の腎臓を失っても大きな問題はありません．最近では血液型が違っても，夫婦間であっても腎臓移植は成立します．

食事療法のあり方

腎臓病の進行を抑制するために

■ **食事療法の意義**

　腎臓病の治療では，食事療法がたいへん重要な意義をもちます．以下がその目的です．
・腎機能低下の進行を抑えること．
・体内の塩分，水分，カリウム，リンなどの量や濃度を正常近くに維持すること．
・窒素化合物などの終末代謝産物（老廃物）による尿毒素が体内に蓄積するのを抑制すること．
・健全な日常生活活動ができるような栄養状態を維持して長寿をめざすこと．

　食事療法の内容は，食塩やたんぱく質をひかえることやエネルギーが不足とならないように炭水化物と脂質から適正量をとることが基本となります．しかし，各摂取量をどのくらいにしたらよいのかは，個々の患者さんの病状によって違います．また，体格によっても違います．ですから，腎臓病の方が食事療法を始めるときには，必ず専門の医師により，ご自分に合った食事内容の指示を出してもらい，管理栄養士から具体的な指導を受けてください．

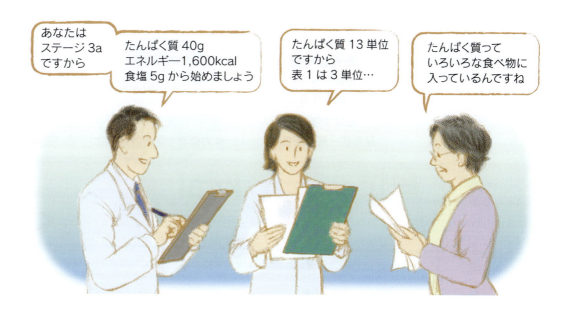

■ 食事療法の基本

基本-1　食塩をひかえましょう

　食塩の摂取量が多いと高血圧やむくみの原因となります．腎臓病により高血圧やむくみがあるときには食塩をひかえる必要があります．たとえ高血圧やむくみがなくても，食塩の摂取量が多いと腎臓に排泄の過剰な負担をかけることになりよくありません．また腎不全のため乏尿，無尿になったときには，食塩の制限と同時に水分の制限が必要です．

　食塩は1日3g以上〜6g未満にひかえましょう．

基本-2　たんぱく質をひかえましょう

　腎機能が低下して血液中で窒素化合物（尿素やクレアチニンなど）が増加し一定以上に達すると，尿毒症を起こすおそれが出てきます．このような場合には透析療法を受ければ，血液中の窒素化合物などの老廃物は体外へ除去することができるので心配はありません．しかし心配ないとはいっても透析療法を受けるとなると，血液透析では毎回の治療時には太い針を血管に刺す必要がありますし，治療に時間がとられて社会生活上で大きな制約が出たり，血圧の急激な上がり下がりなどの合併症で悩まされたりする場合もあり，なかなかたいへんです．

　そこで，食事療法によりたんぱく質が適切に制限されれば，血液中に増加した窒素化合物を再び減少させ，諸症状の発現を遅らせることができるのです．すなわち透析療法の開始の時期を延期することができます．また，まだ腎機能低下の程度が軽く血液中で窒素化合物の増加を認めない腎臓病の方でも，たんぱく質摂取量が多いと腎臓に負担がかかり，進行を速めるおそれがあります．反対に，たんぱく質の制限により腎機能低下の進行を抑制できることがわかってきています．

　たんぱく質摂取量をどのくらいにしておけばよいのかは，個々の患者さんの病状や担当医の方針によって違います．現在行われているたんぱく質をひかえる食事療法は，ステージよって，標準体重当り0.8〜0.5gの範囲で指示されます（詳細はp.100参照）．

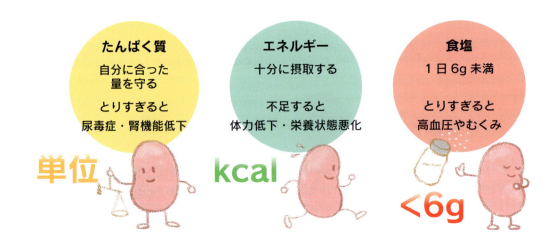

基本-3　エネルギーは適正量を十分にとりましょう

　エネルギーは，炭水化物，脂質，たんぱく質から補われます．腎不全の方が尿毒症になるのを防ぐには，たんぱく質の制限が大切なことはすでに述べました．しかし，全体のエネルギー摂取量はけっして減らしてはいけません．エネルギー摂取量が少ないと，たんぱく質制限の効果が出ないばかりか，次第に栄養状態や体力の低下を起こしてきますのでよくありません．したがって，たんぱく質制限の食事療法では，たんぱく質を減らした分だけ炭水化物あるいは脂質を増やして全体のエネルギー摂取量を確保する必要があります．

　適切なエネルギー摂取量は，年齢，性別，活動量などによって個人個人違いますが，標準体重当り1日25〜35 kcal/kg程度が基準です．この場合，脂質の割合を多くしすぎると動脈硬化の原因となるので総エネルギー量の25％程度とし，あとは炭水化物で摂取するようにします．

治療用特殊食品の利用について

　最近は，たんぱく質，エネルギー，食塩，リンを調整した食品が数多く市販されており，その入手も簡単になっています（p.82〜90）．腎不全の患者さんが食事療法を上手に行う1つのコツは，献立の中にこれらの食品を積極的に取り入れることです．

人工透析療法を受ける方へ

■ 食事療法はなぜ大切か？

　腎不全の患者さんでは，尿になって出るはずの終末代謝産物（尿素窒素など）や水分，食塩，カリウム，リンが体内にたまります．血液透析を1回4時間程度受けると，体内にたまっていたものはたいへんよく除去されて，血液中の量や濃度が健常人に近くなるまで低下します．けれども，次の透析までの飲食により，体内に再び元のようにたまってきます．このとき，たまりすぎると尿毒症を起こすことになります．

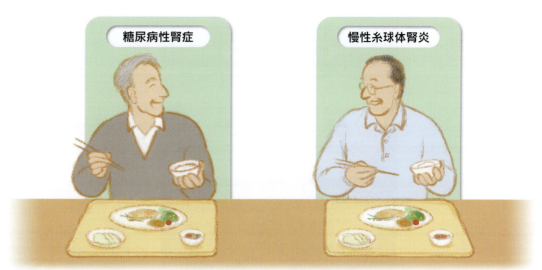

透析の食事は，糖尿病性腎症でも，慢性糸球体腎炎でも，同じです．

■ 血液透析の食事療法の基本

透析患者さんが口にしていけない食べ物は何もありませんが，食べる量には十分注意する必要があります．つまり健常人と同じ量を食べてよいものと，少量にひかえておかなければいけないものがあるということです．食事療法は，健やかな透析生活を送るための基本です．

基本-1　食塩，水分を制限しましょう

食塩や水分が体内にたまりすぎると，肺水腫による呼吸困難を起こします．また，1回の透析当りの除去量を多くしなければならなくなるため，身体に無理がかかり透析中の副作用（血圧低下，吐き気など）が起こりやすいのです．食塩や水分には何の栄養もありませんので，血液透析を受ける方は，食塩や水分はひかえればひかえるほどよいといえます．

基本-2　カリウムのとりすぎに注意しましょう

カリウムのたまりすぎでは，不整脈を起こして心臓麻痺となるので危険です．血液透析を受ける人では，カリウムはひかえればひかえるほどよいといえます．血液検査で血清カリウムが6.0mEq/L以下なら，まったく心配はいりません．しかし6.5mEq/L以上の方では，野菜や果物・いも類・豆類・海藻の摂取，肉や魚などの過剰摂取，100%果汁のジュースや野菜ジュースの摂取などについて制限が必要です．

基本-3　エネルギー，たんぱく質を適正にとりましょう

エネルギーは，炭水化物，脂質，たんぱく質から補われます．これらは三大栄養素とよばれ，身体を維持し活動の源となるもっとも大切な栄養素です．血液透析を受ける方でも体力や健康状態を維持するのには，個人の体格（身長）や活動量に見合った三大栄養素量をバランスよく，適切に食べることがもっとも大切です．

たんぱく質は，終末代謝産物の毒素やリンの産生源ともなっていますので，あまり多く食べすぎるのはよくありません．また，脂質の食べすぎは動脈硬化の原因になるおそれがありますので，全体のエネルギーの25%程度としておくのがよいでしょう．

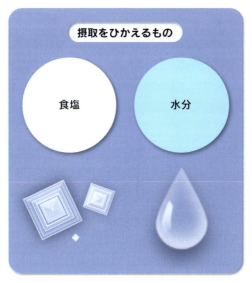
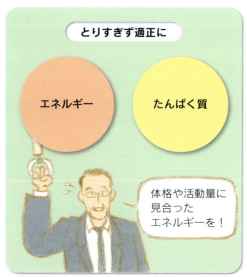

基本-4 リンのとりすぎに注意しましょう

　リンのたまりすぎは，皮下組織や血管にリン酸カルシウムの沈着や，骨病変の原因となります．また，血清リン値が高い人は，生命予後がよくないといわれています．たんぱく質を多く含む食品には同時にリンも多く含まれますので，食事療法ではたんぱく質をとりすぎず適正量とすることがリン摂取制限にもつながります．摂取量の目安（mg/日）は，摂取たんぱく質（g）×15以下とされています．

■ 腹膜透析の食事療法の基本

　血液透析の患者さんの食事療法と同じく，エネルギー，たんぱく質を適正にとりましょう．ただし，エネルギーは，腹膜から吸収されるブドウ糖からのエネルギーを差し引く場合（400 kcal/日程度）があります．
　また，高カリウム血症を認める場合を除き，カリウム制限はしません．
　リン制限（mg/日）は，血液透析と同じで，摂取たんぱく質（g）×15以下が目安です．
　食塩（g/日）については，腹膜透析の除水量（L）×7.5＋尿量（L）×5以下が目安です．

■ 腎臓移植の食事療法の基本

　腎臓移植後のGFRは，術後1カ月で58 mL/分/1.73 m^2（CKDステージG3aに相当）といわれています．たんぱく質のとりすぎに注意するとともに，食塩は3g以上〜6g未満に制限します．
　術後に服用する免疫抑制薬の影響もあり，術後2年以降では肥満傾向が多くみられます．適切な運動と，エネルギーをとりすぎないことが重要です．

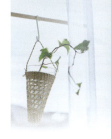

腎臓病食品交換表のしくみ

　腎臓病の治療食の基本は，「たんぱく質」「エネルギー」「食塩」「水分」を医師の指示に合わせてとることにあります．とくにステージ3以上の厳しい治療食は，たんぱく質の摂取量を腎臓の働きに合わせるとともに十分なエネルギー量をとることが必要で，食品の選び方や料理法について工夫しなければなりません．この交換表は，食事療法の複雑な条件のもとでも腎臓病食の特徴を生かした，治療の目的にそった食事ができるように工夫されたものです．

食品交換表の食品は，I．たんぱく質を含む食品（表1〜表4）と，II．たんぱく質を含まないでエネルギー源となる食品（表5，表6）に分けられています．

I．たんぱく質を含む食品

　　ご飯・パン・めん ……………………………………………………………………… 表1
　　果実・種実・いも ……………………………………………………………………… 表2
　　野　菜 …………………………………………………………………………………… 表3
　　魚介・肉・卵・豆・乳とその製品 …………………………………………………… 表4

II．たんぱく質を含まないでエネルギー源となる食品

　　砂糖・甘味品・ジャム・ジュース・でんぷん ……………………………………… 表5
　　油　脂 …………………………………………………………………………………… 表6

　腎臓病の治療食の食品を選ぶときには，まず，たんぱく質を含む食品か，たんぱく質を含まないでエネルギー源となる食品か，を知ることが大切です．腎臓病食品交換表では，食品を大きくこの2つの食品群に分け，そのうえで，それぞれエネルギー量や栄養素の特徴が似かよった食品グループに分けてあります．

たんぱく質を含む食品の表1〜表4には，たんぱく質3gを含む食品重量を1単位として，その正味のグラム数を示してあります．それぞれの表の食品グループは，表に示してあるグラム数を1単位として交換して使うことができます．

　　　　　たんぱく質を含む食品では，以下のように分けられます．
　　　　　表1は，おもに主食となるもの
　　　　　表2は，副食・デザートとなるもの
　　　　　表3は，副食・付け合わせとなるもの
　　　　　表4は，副食のメイン（主菜）となるもの

腎臓病食品交換表の食品グループ

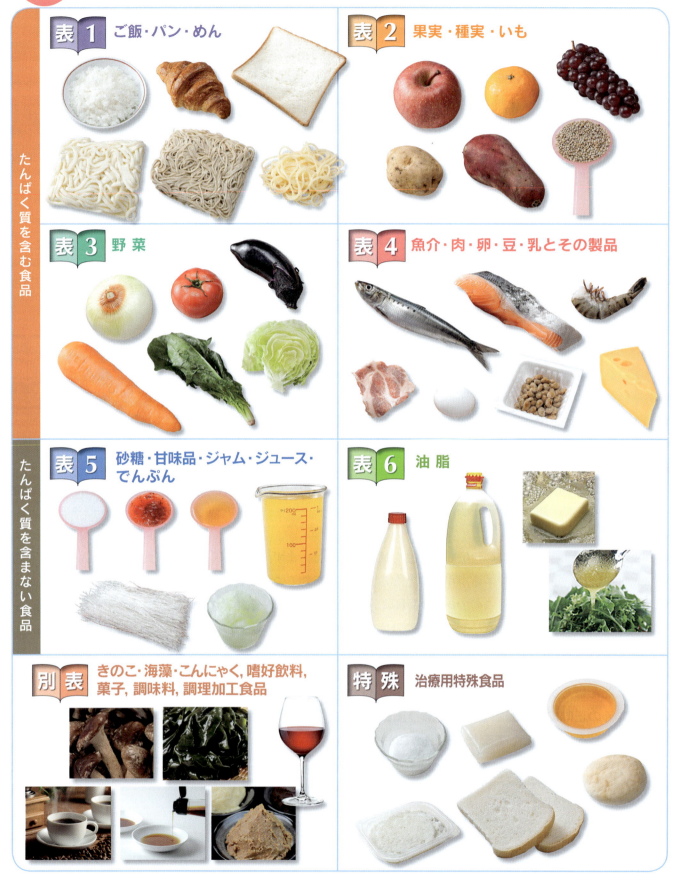

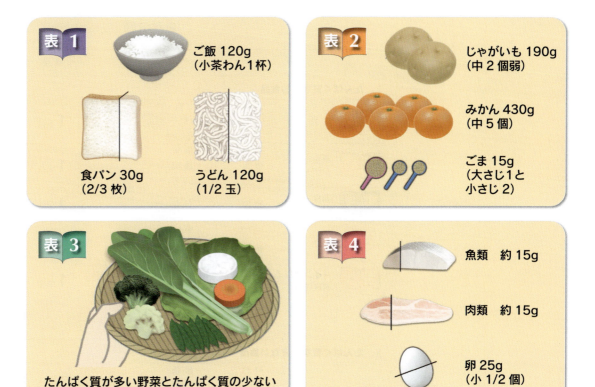

表1〜表4の代表的な食品の1単位（たんぱく質3gを含む）当りの分量
食品を交換する場合は，同じ表の仲間の食品と交換します．表2の1単位の量は多いので，0.1〜0.5単位で用います．逆に，表4の1単位量は少ないので，管理栄養士の指示のもとで，倍数で用います．

　それぞれの表には，たんぱく質3gを含む食品重量をグラム数で示してあります．これらのグラム数を1単位といい，同じ表の食品グループのものは，1単位ごとに交換して使えます（ただし，加工食品，漬物など，食塩含有量が多いものは使用量に十分注意します）．

たんぱく質を含む食品（表1〜表4）では，表ごとに1単位当りの平均エネルギーが示されていますので，献立のエネルギー計算ができます．

I. たんぱく質を含む食品

表1　ご飯・パン・めん …………………………………………………… 150 kcal
表2　果実・種実・いも …………………………………………………… 150 kcal
表3　野　菜 ………………………………………………………………… 50 kcal
表4　魚介・肉・卵・豆・乳とその製品 ………………………………… 30 kcal

　表1〜表4のそれぞれの食品グループについて，1単位当りの食品の重量の平均エネルギーが示されています．したがって，どの表の食品を何単位使うかがわかれば，エネルギー計算が簡単にできます．

食品分類

食品分類			単位	たんぱく質	1単位の平均エネルギー
I. たんぱく質を含む食品					
表1 主食	ご飯 パン・めん	ご飯・粉 パン・めん その他	1単位	3g	150kcal
表2 副食・デザート	果実 種実 いも	果実 種実 いも	1単位	3g	150kcal
表3 副食・付け合わせ	野菜	野菜	1単位	3g	50kcal
表4 メインとなる副食（主菜）	魚介 肉 卵 豆とその製品 乳とその製品	魚 水産練り製品 貝 いか・たこ・えび・かにほか 獣鳥肉 卵 豆・豆製品 乳・乳製品	1単位	3g	30kcal
II. たんぱく質を含まない食品					
表5 エネルギー源となる食品	砂糖 甘味品 ジャム ジュース でんぷん	砂糖 甘味品 ジャム ジュース 嗜好飲料 でんぷん	―	―	不足エネルギーを補う
表6 エネルギー源となる食品	油脂	油・その他	―	―	
別表 別表1〜5	別表1 きのこ・海藻・こんにゃく 別表2 嗜好飲料〈アルコール飲料〉〈茶・コーヒーほか〉 別表3 菓子 別表4 調味料 別表5 調理加工食品				
特殊 治療用特殊食品	エネルギー調整食品 たんぱく質調整食品 食塩調整食品 リン調整食品				

■ 食品のエネルギー計算のしかた

[使う食品の単位数]×[使う食品が相当する表の平均エネルギー]

　食品の単位数の出し方は，使う食品のグラム数を，食品交換表のその食品の1単位当りグラム数で割ります．

計算例　〈鶏卵小1個（50g）の場合〉

　鶏卵は食品交換表の表4にあり（p.55），1単位当りの重量は25gと示されています．食品分類表に表4の平均エネルギーは30kcalと示されています．

　鶏卵小1個は，

　　　50g ÷ 25g = 2（単位）　　30kcal×2（単位）= 60kcal

となり，2単位でエネルギーは60kcalとなります．

II. たんぱく質を含まないでエネルギー源となる食品

表5 砂糖・甘味品・ジャム・ジュース・でんぷん

たんぱく質をほとんど含まないでエネルギー源となる食品としては，砂糖などの甘味食品やはるさめなどのでんぷん製品など，炭水化物の多い食品グループです．

表6 油脂

バター，マーガリン，食用油など，脂質の多い食品グループです．

表5，表6の食品は，たんぱく質をほとんど含んでいないか，含んでいてもほとんど問題にはならない程度のものです．これらは，表1〜表4でとるエネルギーの不足を補うものとして使います．100kcal当りの食品の正味のグラム数が示されています．

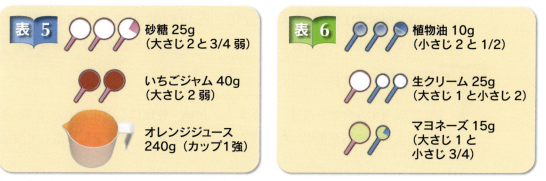

たんぱく質を含まない表5，表6の代表的な食品の重量（100kcal当り）
たんぱく質をひかえると，どうしても十分なエネルギーが不足しますので，表5，表6を用いてエネルギーアップします．どちらを使ってもよいですが，料理に合わせて，じょうずに用いましょう．

別表1〜別表4の食品は，きのこ・海藻・こんにゃく，嗜好飲料，菓子，調味料，調理加工食品です．1回当りの標準使用量で表示してあります．医師・管理栄養士の指示に従って十分に注意して使います．

それぞれ異なる性質をもっています．食事を豊かにする食品ではありますが，それぞれの特徴を十分把握し，注意して使うようにします．

別表1 きのこ・海藻・こんにゃく

きのこ・海藻・こんにゃくに含まれているたんぱく質や炭水化物は，体内でほとんど分解・利用されないため，エネルギー源や血や肉とはなりません．しかし，リン，カルシウムなどのミネラルやビタミンが含まれています．

1回の標準使用量当りで，水分，カリウム，カルシウム，リン，ナトリウムなどを示してあります．

別表2 嗜好飲料

アルコール飲料や茶・コーヒーなどの嗜好飲料について，1回の標準使用量当りで水分，カリウムなどが示してあります．水分制限のある人は十分注意して使いましょう．

エネルギー量も食品によって異なりますので，計算して使います．

たんぱく質を多く含む食品（甘酒，酒かすなど）もありますので，たんぱく質は指示単位内で使用します．ただし，調味料程度に使うアルコール類のたんぱく質は計算に入れる必要はないでしょう．

別表 3 菓 子

不足エネルギーを補うために必要な食品ですが，たんぱく質を含みますので，指示単位内で少量（1単位以内）を使うようにします．

別表 4 調味料

たんぱく質も多少含まれますが，食塩制限内であれば，たんぱく質を計算しなくてもそれほど問題にはなりません．ただし，たんぱく質30g以下の厳しい制限食では，みそやしょうゆなどの使用量によっては，たんぱく質の計算を必要とする場合もあります．

別表 5 調理加工食品

調理ずみ食品を冷凍，レトルト，缶詰，乾燥にした市販食品です．1回当りの標準使用量で表示してあります．たんぱく質，エネルギー，食塩量に注意して使用します．

腎臓病のための治療用特殊食品をp.82～p.89にまとめてあります．管理栄養士に相談して効果的に使いましょう．

エネルギー調整食品

エネルギー不足を補うことを目的とする食品で，エネルギー源として炭水化物，またはでんぷん類を主成分とするもの，油脂類を主成分とするものとがあります．

たんぱく質調整食品

主食のたんぱく質含有量を減らすことを目的とする食品で，米飯類，めん類，パン類などがあります．

食塩調整食品

減塩，うす塩の調味料類があります．

リン調整食品

高リン血症のときに利用するものですが，基本的には適切なたんぱく質制限が大切です．

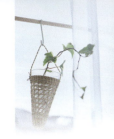

腎臓病食品交換表の使い方

医師により，治療食の栄養量が指示されます．これによって管理栄養士からたんぱく質を含む食品（表1～表4）のそれぞれのグループから何単位とったらよいかを決めてもらいます（つまり，この単位配分によって医師のたんぱく質指示量を満たすことができます）．

表1～表4 の単位配分のしかた

まず，医師から指示される1日にとるたんぱく質量（たんぱく質指示量）が，何単位に相当するかを計算してみましょう．

計算例 〈たんぱく質60g食の例〉

$$60g \div 3g = 20（単位）$$

たんぱく質60g食は20単位食であり，この20単位を表1～表4へ配分します（これを単位配分といいます）．

以下のように，それぞれの表から何単位ずつとったらよいかを決めます．

たんぱく質60g食の単位配分例

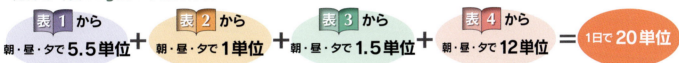

表1 から 朝・昼・夕で5.5単位 ＋ 表2 から 朝・昼・夕で1単位 ＋ 表3 から 朝・昼・夕で1.5単位 ＋ 表4 から 朝・昼・夕で12単位 ＝ 1日で20単位

表1 たんぱく質指示量がふつう程度（たんぱく質60g，50g）では，1日4～6単位とし，これを朝・昼・夕でとります．

たんぱく質指示量が少ない（40g以下）ときには1日3～4単位とし，これを朝・昼・夕でとります．ただし，治療用特殊食品で0.5単位くらいを配分する場合は，このかぎりではありません．

表2 1日に0.5～1単位とることとします．

ビタミン，ミネラルの豊富な食品ですから，最低でも0.5単位はとりましょう．

表3 1日に0.5～1.5単位とることとします．

野菜類には水分が多く含まれ，またカリウム含有量の多い食品もありますので，むくみがあったり，カリウム値が高いときは使い方に注意します．

表4 食品の中でもっとも良質のたんぱく質がたくさん含まれている食品グループです．したがって，たんぱく質の指示量が少ない（40g以下）ときは，管理栄養士により示された単位配分量より少なくならないようにすることが大切です．

たんぱく質20g食では少なくても5単位，30g食では7単位，40g食では8～10単位，50～60g食では10～13単位が目安です．

たんぱく質20〜40g食では，体の中でもっとも効率よく利用される（必須アミノ酸のバランスがよくて多い，つまりアミノ酸スコアの高い）たんぱく質源である卵や牛乳をできるだけ1単位，またはそれ以上加えることが望ましいことです．

主食に治療用特殊食品を用いると，少ない単位数で十分な食品分量がとれますので，表1の単位数が減るばかりでなく，その分，余った単位数を表4でとることができます．そうすることで主菜が豊かになり，栄養価も高くなります．とくに厳しいたんぱく質制限の患者さんは，むしろ積極的に使用されることをおすすめします．

使い方については，管理栄養士の指導を受けましょう．

> 表1〜表4への単位配分をしたらエネルギー計算をし，指示エネルギー量に不足する分を表5，表6より補います．

エネルギー計算

表1〜表4の単位配分をしたら，次はエネルギー計算をします．

たんぱく質を制限するとエネルギーが不足しますので，その不足分を表5，表6で補います．

計算例 〈たんぱく質指示量50g，エネルギー指示量1,800kcalの例〉

① 何単位食か

　　50g ÷ 3g ≒ 17（単位）

② 17単位の単位配分

　表1　4単位
　表2　1単位
　表3　1.5単位
　表4　10.5単位

③ エネルギー量の計算

　表1　4（単位）×150kcal ＝ 600kcal
　表2　1（単位）×150kcal ＝ 150kcal
　表3　1.5（単位）×50kcal ＝ 75kcal
　表4　10.5（単位）×30kcal ＝ 315kcal

　合計　600kcal＋150kcal＋75kcal＋315kcal ＝ 1,140kcal

④ 表5，表6でとるエネルギー

　1,800kcal−1,140kcal ＝ 660kcal

表5，表6で660kcalをとるためには，砂糖を加える，油で炒める・揚げる，ドレッシングやマヨネーズを和えるなど，献立の工夫が必要です．

また，補うエネルギー量が多い場合は，粉あめなどのエネルギー調整食品（p.83）を用いて，無理のないエネルギーアップをします．

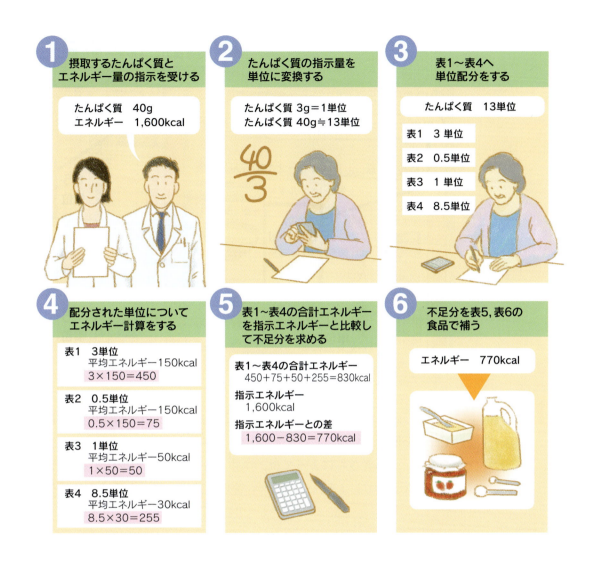

エネルギー計算を厳密にしなければならない30g食や20g食などでは，交換表の備考欄に示されているエネルギー値を使って，エネルギー計算をします．

備考のエネルギー値の使い方

　　たんぱく質の指示量が少ないとき（たんぱく質30g食以下）や，エネルギー計算の精度を高める必要のあるときは，管理栄養士の指導を受けて，備考欄に示されているエネルギー値を利用します．

　　たとえば，表4 の豚肉ばら40g・2単位は，備考欄に1単位当り80kcalと示されています．したがって

　　　80kcal×2（単位）＝160kcal

となります．

　　備考欄のエネルギー値は，平均エネルギーとの差が大きい食品のみ数値を記してあります．エネルギー差が少ないものは，（　　）で平均エネルギーを入れてあります．

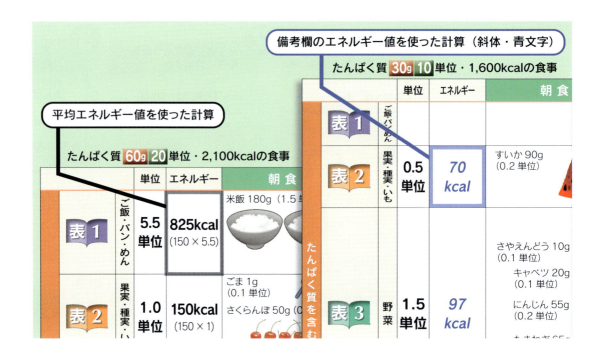

　本書の献立例でも，成人の30g食・20g食は，上の食品構成表のように，備考欄のエネルギー値を使って計算しています（斜体・青文字）．

　しかし，患者さんによっては，エネルギー計算を簡単にするために，平均エネルギーを使ってもよいでしょう．その場合も管理栄養士の指導を受けましょう．

治療用特殊食品を上手に利用して無理のない，おいしい食事作りをしましょう．

　エネルギー補給として，甘味が少ない粉あめや，中鎖脂肪酸製品（マクトンなど）が利用されます．

　また，たんぱく質調整食品やでんぷん製品などの治療用特殊食品を利用すれば，表4の単位配分を多くすることができます．

　種々の治療用特殊食品が市販されていますので，その種類・成分をp.82～89に，入手方法などをp.90に掲げてあります．管理栄養士と相談して上手に利用してください．

食品交換表

食品分類			単位	たんぱく質	1単位の平均エネルギー
I. たんぱく質を含む食品					
表1 主食	ご飯	ご飯・粉	1単位	3g	150kcal
	パン・めん	パン・めん			
		その他			
表2 副食・デザート	果実	果実	1単位	3g	150kcal
	種実	種実			
	いも	いも			
表3 副食・付け合わせ	野菜	野菜	1単位	3g	50kcal
表4 メインとなる副食（主菜）	魚介	魚	1単位	3g	30kcal
		水産練り製品			
		貝			
		いか・たこ・えび・かにほか			
	肉	獣鳥肉			
	卵	卵			
	豆とその製品	豆・豆製品			
	乳とその製品	乳・乳製品			
II. たんぱく質を含まない食品					
表5 エネルギー源となる食品	砂糖	砂糖	—	—	不足エネルギーを補う
	甘味品	甘味品			
	ジャム	ジャム			
	ジュース	ジュース			
		嗜好飲料			
	でんぷん	でんぷん			
表6 エネルギー源となる食品	油脂	油・その他	—	—	

別表 別表1～5	別表1　きのこ・海藻・こんにゃく
	別表2　嗜好飲料〈アルコール飲料〉〈茶・コーヒーほか〉
	別表3　菓子
	別表4　調味料
	別表5　調理加工食品
特殊 治療用特殊食品	エネルギー調整食品
	たんぱく質調整食品
	食塩調整食品
	リン調整食品

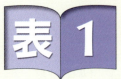

表1

I. たんぱく質を含む食品

ご飯・パン・めん

1単位：たんぱく質3g　　**1単位の平均エネルギー：150 kcal**

主 食となる食品

　表1の食品グループは，ご飯，パン，うどん，そば，小麦粉などの，主食となる食品がおもに集められています．これらの食品は炭水化物が多く，からだの中でエネルギーとしてもっとも利用しやすい栄養成分なので，ほかの食品グループとの組み合わせを考え，表1への単位配分の範囲内で安心してとることができます．

食 塩・水分をひかえるとき

1. パン・めんには食塩が加えられているので，食塩制限の厳しいときには表1のほかの食品に交換するなどして，1日の指示食塩の範囲内でとります．
2. 食塩を含む食品では，1単位当りの食塩含有量を色文字にして注意を喚起しています．
3. うどんを主食にする場合には，汁・つけ汁などで食塩・水分を多くとりがちになります．油で炒める（焼きうどん）など，調理法を工夫するか，ほかの食品に交換します．
4. ご飯を主食にしたときには，副食に塩気のものが欲しくなりますので，食塩のとりすぎに注意しましょう．

低 たんぱく質・高エネルギーにするとき

1. 交換表の備考欄を見て，1単位のエネルギーが平均エネルギー（150 kcal）より高い食品を使うようにします．
2. お米やご飯を油（表6）で炒め，ピラフ，炒飯などにしたりして調理法に工夫しましょう．
3. 腎臓病のための治療用特殊食品（p.82）を併用すると，さらに低たんぱく質，高エネルギーにすることができます．

表 1

食品名	1単位重量g	目安	1単位当り 水分 g	カリウム mg	カルシウム mg	リン mg	ナトリウム mg	備考 食塩 g	エネルギー kcal	たんぱく質 g
ご飯・粉・その他										
精白米	50	カップ1/3弱	10	40	……	50	……		180	
玄米	45	カップ1/3強	10	100	……	130	0		(150)	
もち米	85			40	20	20	0		(150)	
米飯	120	小茶わん1	70	30		40	……		200	
〃（玄米）	110	小茶わん1弱	70	100	10	140	……		180	
〃（はいが精米）	110	小茶わん1弱	70	60	10	70	……		180	
かゆ(全がゆ)	270	茶わん2弱	220	30		40	0		190	
赤飯	70	茶わん1/2弱	40	50	……	20	0		(150)	
もち	75	切りもち1 1/2切れ	30	20		20	0		(150)	
オートミール	20	大さじ3強	……	50	10	70			80	
小麦粉(薄力粉)	35	大さじ4弱	……	40	10	20	0		(150)	
〃（強力粉）	25	大さじ3弱		20		20	0		90	
上新粉	50	カップ1/2弱	10	40		50	……		180	
白玉粉	50	カップ1/2	10	……		20	……		180	
ホットケーキミックス	40	大さじ5弱	……	90	40	70	160	0.4	(150)	
てんぷら粉	35	大さじ4弱		60	50	40	70	0.2	120	
パン・めん・その他										
食パン	30	8枚切り2/3枚	10	30	10	20	150	0.4	80	
ロールパン ※別名：バターロール	30	1個	10	30	10	30	150	0.4	90	
フランスパン	30		10	30	……	20	190	0.5	80	
クロワッサン	40	1個	10	40	10	30	190	0.5	(150)	
ぶどうパン	35	8枚切り2/3枚	10	70	10	30	140	0.4	90	
ライ麦パン	35		10	70	10	50	160	0.4	90	
イングリッシュマフィン	35	1個60g	20	30	20	30	170	0.4	80	
ナン	30		10	30		20	160	0.4	80	
乾パン	30	小12個	……	50	10	30	150	0.4	120	
パン粉(乾)	20	1/2カップ	……	30	10	30	90	0.2	70	
〃（生）	25		10	30		20	90	0.2	70	
うどん(生)	50		20	50	10	20	500	1.3	(150)	
〃（ゆで）	120	1/2玉強	90	10		20	140	0.4	(150)	
干しうどん	35	1袋250〜300g	……	50	10	20	600	1.5	120	
〃（ゆで）	95		70	10	10	20	200	0.5	120	

すべての食品のたんぱく質は3gです

食品名	1単位重量g	目安	1単位当り 水分 g	カリウム mg	カルシウム mg	リン mg	ナトリウム mg	備考 食塩 g	エネルギー kcal	たんぱく質 g
そうめん(乾) ※ひやむぎも同じ	30	小1束50g	……	40	10	20	450	1.1	110	
〃 (ゆで) ※ひやむぎも同じ	85		60	……	10	20	70	0.2	110	
そ ば(生)	30		10	50	10	50	0		80	
〃 (ゆで)	65	1/3玉強	40	20	10	50	……		90	
干しそば	20	1袋250g	……	50		50	170	0.4	70	
〃 (ゆで)	65		50	10	10	50	30	0.1	70	
中華めん(生)	35		10	120	10	20	140	0.4	100	
〃 (ゆで)	60	1/3玉強	40	40	10	20	40	0.1	90	
干し中華めん	30		……	90	10	40	150	0.4	110	
〃 (ゆで)	75		50	30	10	30	60	0.2	110	
蒸し中華めん	55		30	50		60	90	0.2	110	
沖縄そば(生)	35		10	120	……	20	280	0.7	100	
〃 (ゆで)	60		40	50	10	20	100	0.2	90	
冷めん	75		30	40	10	40	400	1.0	190	
即席中華めん ※インスタントラーメン； 　油揚げ, 味付け	30	1/3袋弱	……	80	130	30	750	1.9	(150)	
※非油揚げ	30	1/3袋弱	……	80	30	30	810	2.1	110	
中華スタイル即席カップめん ※油揚げ, 焼きそば	35		……	70	70	30	530	1.3	(150)	
※非油揚げ	35		10	100	30	40	950	2.4	(150)	
スパゲッティ(乾) ※マカロニも同じ	25		……	50	……	30	0		90	
〃 (ゆで) ※20倍量の1.5%食塩水で ゆでた場合	55		30	10		30	250	0.7	90	
ビーフン	45		10	10	10	30	……		(150)	
生 ふ	25		20	10		20			40	
焼きふ ※車ふ	10		……	10		10	10		40	
ギョウザの皮	30	5枚	10	20		20	……		90	
シュウマイの皮	35	11枚	10	30	10	20			100	
ちくわぶ	40		20	……		10	0		70	
コーンフレーク	40	カップ2	……	40	0	20	330	0.8	(150)	
ポップコーン	30	カップ3	……	90	……	90	170	0.4	(150)	

すべての食品のたんぱく質は3gです

表1 ご飯・パン・めん
食品1単位当りの目安

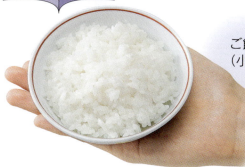

ご飯1単位・120g
（小茶わん1杯）

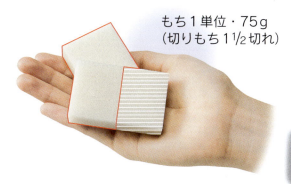

もち1単位・75g
（切りもち1½切れ）

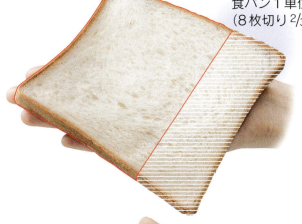

食パン1単位・30g
（8枚切り⅔枚）

クロワッサン
1単位・40g
（1個）

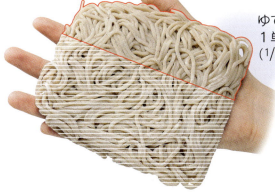

ゆでそば
1単位・65g
（⅓玉強）

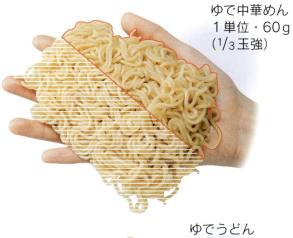

ゆで中華めん
1単位・60g
（⅓玉強）

ゆでスパゲッティ
1単位・55g

ゆでうどん
1単位・120g
（½玉強）

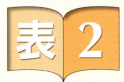

表2　果実・種実・いも

I. たんぱく質を含む食品

1単位：たんぱく質3g　　1単位の平均エネルギー：150 kcal

副　食・デザートとなる食品

　表2の食品グループには，果実・種実・いもなどの，副食・デザートとなる食品がおもに集められています．

　果物やいも類は，炭水化物の多い食品ですが，ビタミン，ミネラルのほかに少量のたんぱく質も含まれています．

　種実類は脂質を多く含みますが，1回の使用量の少ない食品です．

　果物には吸収されやすい果糖が含まれているのでよく利用されますが，カリウムが多いので，とり方に注意が必要です．

食　塩・水分をひかえるとき

1. 果物には水分が多く含まれていますので，水分制限の厳しいときには注意します．とくに，すいか，もも，なし，みかん，ぶどうなどには水分が多く含まれています．
2. 種実類（ピーナッツ，カシューナッツなど）には，味付けとして食塩が加えられているものが多いので，できるだけ味付きでないものを選びます．食塩を含む食品では，1単位当りの食塩含有量を色文字にして注意を喚起しています．

カ　リウムをひかえるとき

1. いも類にはカリウムが多く含まれていますので，できるだけ小さく切って，たっぷりの水でゆで，カリウムをゆで汁に溶け出させてから使うようにします．
2. 果物にもカリウムが多く含まれていますが，1回に食べる量を少なくすれば（例：皮むきりんご中1/2個130gで約155mg，みかん中1個約135mg）問題はありません．カリウムの指示が厳しいときは，缶詰やコンポートにして工夫するとよいでしょう．

表2

食品名	1単位重量g	目安	1単位当り					備考		
			水分 g	カリウム mg	カルシウム mg	リン mg	ナトリウム mg	食塩 g	エネルギー kcal	たんぱく質 g

果物

食品名	1単位重量g	目安	水分g	カリウムmg	カルシウムmg	リンmg	ナトリウムmg	食塩g	エネルギーkcal
アボカド	120		90	860	10	70	10		220
あんず(乾)	35	1個10g	10	460	20	40	10		100
〃 (缶詰)	600		480	1,100	110	80	20		490
いちご	330	中1粒15g	300	560	60	100	0		110
いちじく	500	中1個55g 可食50g	420	850	130	80	10		270
いよかん ※房の袋は除く	330	中1個250g 可食150g	290	630	60	60	10		(150)
オレンジ・ネーブル	330	中1個250g 可食160g	290	590	80	70	……		(150)
〃 ・バレンシア	300	中1個250g 可食150g	270	420	60	70	……		120
かき(甘)	750	中1個170g 可食150g	620	1,300	70	110	10		450
干しがき	200	1個35g 可食30g	50	1,300	50	120	10		550
キウイフルーツ	300	中1個90〜120g 可食80〜100g	250	870	100	100	10		(150)
グレープフルーツ	330	中1個300g 可食210g	290	460	50	60	……		(150)
さくらんぼ ※国産	300	中3個21g 可食18g	250	630	40	50	……		180
※米国産	250		200	650	40	60	……		(150)
〃 (缶詰)	500	1個5g	410	500	50	60	20		370
さんぼうかん	430	中1個190g 可食90g	380	1,200	100	80	10		190
すいか	500	中1個5kg 可食3kg	450	600	20	40	10		190
すもも	500	中1個85g 可食80g	440	750	30	70	10		220
プルーン(乾)	120		40	580	50	50	……		280
なし ※日本	1,000	中1個250g 可食210g	880	1,400	20	110	0		430
※西洋	1,000	中1個250g 可食210g	850	1,400	50	130	0		540
洋なし(缶詰)	1,500	1切れ40〜50g	1,200	830	60	80	20		1,300
なつみかん ※甘夏みかんも同じ	330	中1個270g 可食150g	290	630	50	70	……		(150)
パインアップル	500	1切れ50g	430	750	50	50	0		260
〃 (缶詰)	750	1切れ40〜50g	590	900	50	50	10		630
はっさく	380	中1個200g 可食130g	330	680	50	60	……		(150)
バナナ	270	中1本140g 可食80g	200	970	20	70	0		230

すべての食品のたんぱく質は3gです

食品名	1単位重量g	目安	1単位当り					備考		たんぱく質 g
			水分 g	カリウム mg	カルシウム mg	リン mg	ナトリウム mg	食塩 g	エネルギー kcal	
パパイヤ	600	中1個500g 可食320g	540	1,300	120	70	40		230	
びわ	1,000	中1個45g 可食30g	890	1,600	130	90	10		400	
〃（缶詰）	1,000		800	600	220	30	20		810	
ぶどう	750	1ふさ130g 可食110g	630	980	50	110	10		440	
〃（缶詰）	750		590	660	80	80	20		630	
干しぶどう ※別名：レーズン	110	大さじ1弱 10g	20	810	70	100	10		330	
ブルーベリー（生）	600		520	420	50	50	10		290	
ぶんたん ※別名：ざぼん，ぼんたん	430		380	770	60	80	……		(150)	
ぽんかん	330	中1個150g 可食100g	290	530	50	50	……		(150)	
マンゴー	500		410	850	80	60	10		320	
みかん ※房の袋を含む	430	中1個120g 可食90g	370	650	90	60	……		200	
※房の袋は除く	430	中1個120g 可食80g	380	650	60	60	……		190	
〃（缶詰）	600	10粒50g	500	450	50	50	20		380	
メロン ※温室	270	中1個1,200g 可食600g	240	920	20	60	20		110	
※露地（緑肉種，赤肉種）	300	中1個500g 可食280g	260	1,100	20	40	20		(150)	
もも	500	中1個200g 可食170g	440	900	20	90	10		200	
〃（缶詰）※白桃，黄桃	600	1切れ40〜50g	470	480	20	50	20		510	
ネクタリン	430		380	900	20	70	……		180	
ライチー ※別名：れいし	300		250	510	10	70	0		190	
りんご ※皮むき	3,000	中1個300g 可食260g	2,500	3,600	90	360	0		1,710	
※皮つき	1,500	中1個300g 可食280g	1,300	1,800	60	180	0		920	
〃（缶詰）	1,000		790	300	40	40	20		830	
レモン（果汁）	750		680	750	50	70	20		200	

種実

食品名	1単位重量g	目安	水分 g	カリウム mg	カルシウム mg	リン mg	ナトリウム mg	食塩 g	エネルギー kcal
アーモンド（フライ）※味付け	15	11粒	0	110	30	70	20	0.1	90
〃（いり）※無塩	15		0	110	40	70	0		90

すべての食品のたんぱく質は3gです

表2

食品名	1単位重量g	目安	1単位当り 水分 g	1単位当り カリウム mg	1単位当り カルシウム mg	1単位当り リン mg	1単位当り ナトリウム mg	備考 食塩 g	備考 エネルギー kcal	たんぱく質 g
カシューナッツ（フライ）※味付け	15	10粒	0	90	10	70	30	0.1	90	
ぎんなん（生）	65	30粒	40	460	……	80	0		110	すべての食品のたんぱく質は3gです
く　り	110	中8粒	60	460	30	80	……		180	
〃（ゆで）	85		50	390	20	60	……		(150)	
〃（甘露煮）	170	10～15粒	70	130	10	40	10		400	
甘ぐり	60	10粒	30	340	20	70	……		(150)	
くるみ（いり）	20	6個	……	110	20	60	……		(150)	
ご　ま（いり）	15	大さじ1と小さじ2	0	60	180	80	0		90	
ピーナッツ（いり）	10	10粒	0	80	10	40	0		60	
バターピーナッツ	10	大さじ1弱	0	80	10	40	10		60	
ピーナッツバター	10	大さじ2/3弱	0	70	……	40	40	0.1	60	
ピスタチオ（いり）※味付け	15		0	150	20	70	40	0.1	90	
ヘーゼルナッツ（フライ）※味付け	20		0	120	30	60	10		(150)	
マカダミアナッツ（いり）※味付け	35		0	110	20	50	70	0.2	250	
ま　つ（いり）	20	大さじ2強	0	120	……	110	……		(150)	

い　も

食品名	1単位重量g	目安	水分 g	カリウム mg	カルシウム mg	リン mg	ナトリウム mg	食塩 g	エネルギー kcal	たんぱく質 g
さつまいも	250	大1本	160	1,200	90	120	30		340	すべての食品のたんぱく質は3gです
〃（蒸し）	250		160	1,200	90	120	30		340	
〃（焼き）	210		120	1,100	70	120	30		340	
干しいも	95	中1切れ15g	20	930	50	90	20		290	
さといも	200	中4個	170	1,300	20	110	0		120	
〃（水煮）	200		170	1,100	30	90	……		120	
やつがしら	100	中1個300g	70	630	40	70	……		100	
じゃがいも	190	中2個弱	150	780	10	80	……		(150)	
〃（蒸し）	200		160	660	……	50	……		(150)	
〃（水煮）	200		160	680	……	50	……		(150)	
フライドポテト	100		50	660	……	……	……		240	
やまのいも いちょういも	65	中1本250g	50	380	10	40	……		70	
ながいも	140		120	600	20	40	……		90	
じねんじょ	110	中1本300g	80	610	10	30	10		(150)	

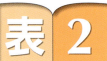

表2 果実・種実・いも
果実の食品0.1単位当りの目安

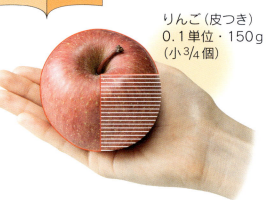

りんご（皮つき）
0.1単位・150g
（小3/4個）

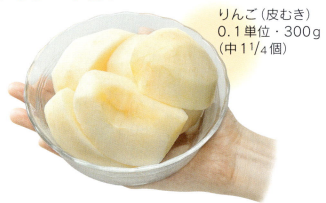

りんご（皮むき）
0.1単位・300g
（中1 1/4個）

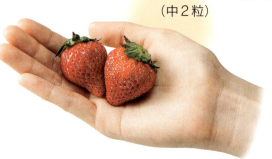

みかん 0.1単位・43g
（中1/2個）

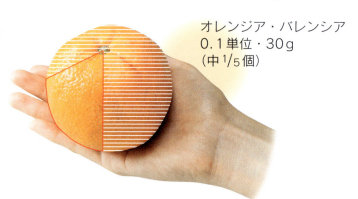

オレンジア・バレンシア
0.1単位・30g
（中1/5個）

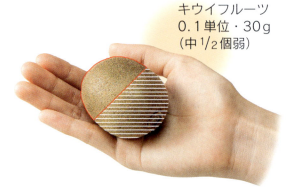

いちご 0.1単位・33g
（中2粒）

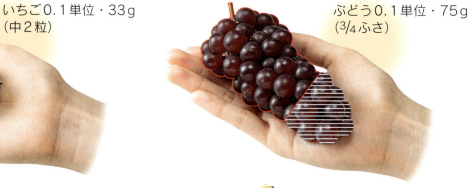

ぶどう 0.1単位・75g
（3/4ふさ）

キウイフルーツ
0.1単位・30g
（中1/2個弱）

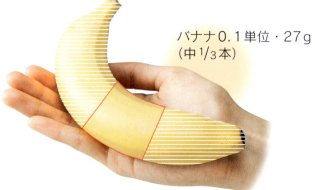

バナナ 0.1単位・27g
（中1/3本）

表2

果実・種実・いも
種実・いもの食品0.5単位当りの目安

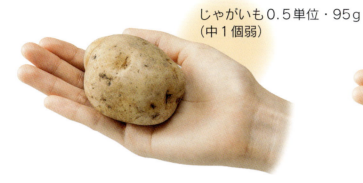
じゃがいも0.5単位・95g
（中1個弱）

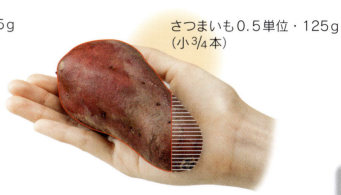
さつまいも0.5単位・125g
（小3/4本）

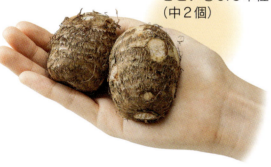
さといも0.5単位・100g
（中2個）

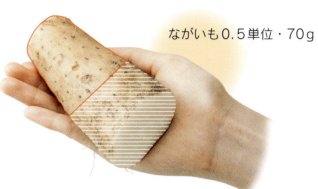
ながいも0.5単位・70g

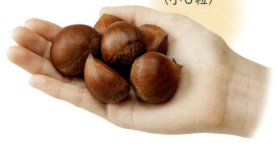
くり0.5単位・55g
（小6粒）

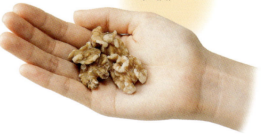
くるみ0.5単位・10g
（3個）

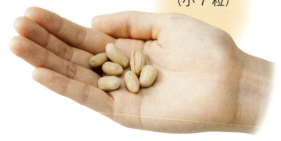
ピーナッツ（いり）
0.5単位・5g
（小7粒）

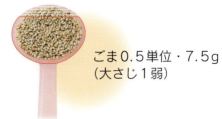
ごま0.5単位・7.5g
（大さじ1弱）

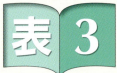

表3

I. たんぱく質を含む食品

野　菜

| 1単位：たんぱく質3g | 1単位の平均エネルギー：50kcal |

副 食・付け合わせに用いる野菜類

　表3の食品グループには，副食・付け合わせに用いる野菜類が集められています．野菜には，からだのなかで栄養がより効果的に利用されるために必要なビタミンやミネラル（無機質），繊維，水分などが多く含まれており，エネルギーやたんぱく質は少ないのが特徴です．しかし，なかにはたんぱく質が比較的多く含まれている野菜（たけのこ，ブロッコリーなど．1単位の重量を色文字で表示）もありますので，注意をしてとる必要があります．

　表3への単位配分は，およそ1単位前後となっていますが，野菜類は1日に使用する種類が多く，しかも1回に使用する量は，それぞれ少量ずつ組み合わせてとる場合が多いので，1単位のおよその組み合わせ例を写真(p.35)で示してあります．

　〔たんぱく質が多めの野菜〕のみでの組み合わせでは**1単位100g**，〔たんぱく質が少ない野菜〕の組み合わせでは**1単位300g**，〔たんぱく質が多めの野菜〕と〔たんぱく質が少ない野菜〕の組み合わせでは**1単位200g**（多めの野菜50g，少ない野菜150g）です．

水 分・食塩をひかえるとき

　野菜の水分は80〜90％含まれており，ほかの食品にくらべて多くなっていますので，1日の使用量が200g以内（通常は250g）になるようにします．

　漬物には食塩が多く含まれますので，食塩制限のあるときにはできるだけ避けるか，食塩の少ないものにします．なお，漬物は1単位（たんぱく質3g）当りではなく，1回の標準使用量で示してあります．

　食塩の多い食品では，1単位当りの食塩含有量を色文字にして注意を喚起しています．

カ リウムをひかえるとき

　野菜にはカリウムが多く含まれていますので，カリウム含有量の少ない食品を選びます．また，野菜はゆでこぼすとカリウムは溶け出しますので，ゆで汁を捨てて使用します．

表3 野菜
食品1単位当りの目安

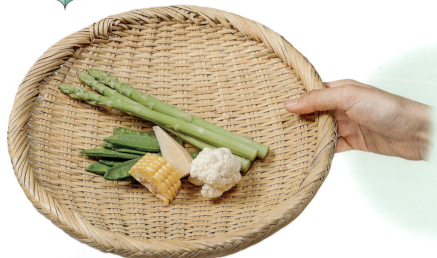

1単位 100g
たんぱく質が多めの野菜の組み合わせ

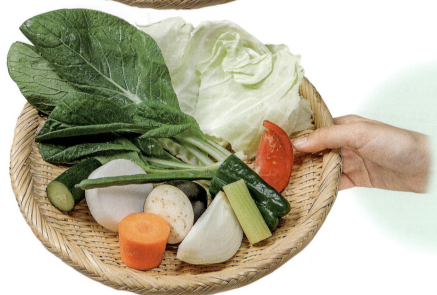

1単位 300g
たんぱく質が少なめの野菜の組み合わせ

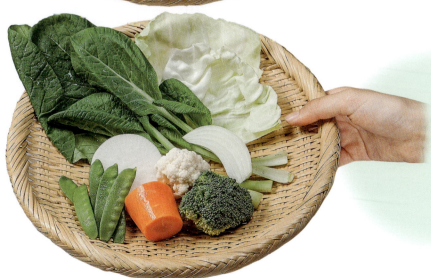

1単位 200g
たんぱく質が多めの野菜とたんぱく質が少なめの野菜の組み合わせ

食品名	1単位重量g	目安	1単位当り 水分 g	1単位当り カリウム mg	1単位当り カルシウム mg	1単位当り リン mg	1単位当り ナトリウム mg	備考 食塩 g	備考 エネルギー kcal	たんぱく質 g
野菜										
あさつき	70	1本3g	60	230	10	60	……		20	
アスパラガス・グリーン	120	1本20g 可食15g	110	320	20	70	……		(50)	
〃 ・グリーン(ゆで)	120		110	310	20	70	……		(50)	
〃 ・ホワイト(水煮缶)	130		120	220	30	50	460	1.2	(50)	
う ど(水さらし)	500	5cm25g 可食20g	480	1,000	30	120	0		(50)	
えだ豆	25	10さや40g 可食20g	20	150	10	40	0		(50)	
〃 (ゆで)	25		20	120	20	40			(50)	
エンダイブ	250		240	680	130	80	90	0.3	(50)	
オクラ	140	1本10g	130	360	130	80	10		(50)	
〃 (ゆで)	140	1本10g	130	390	130	80	10		(50)	
かいわれだいこん	140		130	140	80	90	10		(50)	
か ぶ	430	中1個55g 可食50g	400	1,200	100	120	20		90	
〃 (ゆで)	430		400	1,300	120	140	30		90	
かぶ葉	130	1個分40g	120	430	330	50	30	0.1	(50)	
かぼちゃ ※西洋；くりかぼちゃ	160	中1個1,500g 可食1,350g	120	720	20	70	……		150	
〃 (ゆで)	190		140	820	30	80	……		180	
※日本	190	中1個1,500g 可食1,370g	160	760	40	80	……		90	
〃 (ゆで)	160		130	770	40	80	……		100	
からしな	90	1本40g	80	560	130	60	50	0.2	20	
カリフラワー	100		90	410	20	70	10		(50)	
〃 (ゆで)	110		100	240	30	40	10		(50)	
かんぴょう(ゆで)	430		390	430	150	70			120	
キャベツ	230	中葉1枚50g	210	460	100	60	10		(50)	
〃 (ゆで)	330		310	300	130	70	10		(50)	
レッドキャベツ ※別名：紫キャベツ	150		140	470	60	60	10		(50)	
きゅうり	300	中1本100g	290	600	80	110	……		(50)	
グリンピース	45	大さじ1 10g	30	150	10	50	0		(50)	
〃 (ゆで)	35		30	120	10	30	……		(50)	
〃 (水煮缶)	85		60	30	30	70	280	0.7	80	
〃 (冷凍)	55		40	120	10	50	50	0.1	(50)	

すべての食品のたんぱく質は3gです

食品名	1単位重量g	目安	1単位当り					備考		
			水分 g	カリウム mg	カルシウム mg	リン mg	ナトリウム mg	食塩 g	エネルギー kcal	たんぱく質 g
クレソン	140		130	460	150	80	30	0.1	20	
ごぼう	170	中1本180g 可食160g	140	540	80	110	30		110	
〃 （ゆで）	200		170	420	100	90	20		120	
こまつな	200	小1株20g	190	1,000	340	90	30		(50)	
〃 （ゆで）	190		180	270	290	90	30		(50)	
さやいんげん	170	1本10g	160	440	80	70	……		(50)	
〃 （ゆで）	170		160	460	100	70	……		(50)	
さやえんどう	95	1さや2g	80	190	30	60	……		(50)	
〃 （ゆで）	95		80	150	30	60	……		(50)	
サラダ菜	300	中葉1枚5g	280	1,200	170	150	20		(50)	
サンチュ	250		240	1,200	160	100	10		(50)	
さんとうさい	300		280	1,100	420	80	30		(50)	
ししとうがらし	160	1本4g	150	540	20	50	……		(50)	
しそ	75		70	380	170	50	……		(50)	
じゅうろくささげ	120		110	300	30	60	……		(50)	
しゅんぎく	130	1株20g	120	600	160	60	100	0.3	(50)	
〃 （ゆで）	110		100	300	130	50	50	0.1	(50)	
しょうが	330	親指大15g	300	890	40	80	20		100	
ズッキーニ	230		220	740	60	90	……		(50)	
せり（ゆで）	140	生で1本15g	130	270	50	60	10		(50)	
セロリー	750	中1本40cm160g 可食100g	710	3,100	290	290	210	0.8	110	
ぜんまい（干し）	20		……	440	30	40	10		(50)	
〃 （干し，ゆで）	180		160	30	40	30	……		(50)	
そら豆	30	種皮つき1粒6g 可食4g	20	130	10	70	0		(50)	
〃 （ゆで）	30		20	120	10	70	……		(50)	
タアサイ	230		220	990	280	110	70	0.2	(50)	
だいこん ※皮むき	750	中1本1,000g 可食850g	710	1,700	170	130	130		140	
〃 （ゆで）	600		570	1,300	150	80	70		110	
切干しだいこん	30	1カップ40g	……	1,100	150	70	60	0.2	90	
〃 （ゆで）	330		310	200	200	30	10		(50)	
だいこん葉	140		130	560	360	70	70	0.1	(50)	
たかな	170		160	510	150	60	70	0.2	(50)	

表3

すべての食品のたんぱく質は3gです

食品名	1単位重量g	目安	1単位当り 水分 g	カリウム mg	カルシウム mg	リン mg	ナトリウム mg	備考 食塩 g	エネルギー kcal	たんぱく質 g
たけのこ	85		80	440	10	50	0		20	
〃（ゆで）	85		80	400	10	50	……		(50)	
〃（水煮缶）	110		100	80	20	40	……		(50)	
たまねぎ	300	中1個210g 可食200g	270	450	60	100	10		110	
〃（水さらし）	500		470	440	90	100	20		130	
〃（ゆで）	380		350	420	70	100	10		120	
たらの芽	70		60	320	10	80	……		20	
チンゲンサイ	500		480	1,300	500	140	160	0.5	(50)	
〃（ゆで）	330		310	830	400	90	90	0.3	(50)	
つまみな	160		150	720	340	90	40	0.2	(50)	
つるむらさき（ゆで）	330		310	500	590	80	20		(50)	
とうがん（ゆで）	500	生で1個560g 可食500g	480	1,000	110	100	10		80	
とうもろこし ※スイートコーン	85	中1本200g 可食100g	70	250	……	90	0		80	
〃（ゆで）	85		60	250	……	90	0		80	
〃（ホール缶）	130		100	170	……	50	270	0.7	110	
〃（クリーム缶）	180		140	270	……	80	470	1.3	150	
〃（冷凍）	100		80	260	……	80	……		100	
トマト	430	中1個210g 可食200g	400	900	30	110	10		80	
〃（ホール缶）	330		310	790	30	90	10		(50)	
ミニトマト	270		250	780	30	80	10		80	
トマトジュース（食塩添加）	430		400	1,100	30	80	520	1.3	(50)	
〃（食塩無添加）	430		400	1,100	30	80	30		(50)	
トマトミックスジュース（食塩添加）	500		470	1,000	60	60	410	1.0	90	
〃（食塩無添加）	500		470	1,000	60	60	60		90	
なす	270	中1個100g 可食90g	250	590	50	80	0		(50)	
〃（ゆで）	300		280	540	60	80	……		(50)	
なのはな ※別名：なばな	70		60	270	110	60	10		20	
〃（ゆで）	65		60	110	90	60	……		20	
にがうり	300		280	780	40	90	……		(50)	
にら	180	1束100g	170	920	90	60	……		(50)	
〃（ゆで）	120		110	480	60	30	……		(50)	

すべての食品のたんぱく質は3gです

表3

食品名	1単位重量g	目安	1単位当り					備考		
			水分 g	カリウム mg	カルシウム mg	リン mg	ナトリウム mg	食塩 g	エネルギー kcal	たんぱく質 g
にんじん ※皮むき	380	大1本200g 可食180g	340	1,000	100	100	130	0.4	140	
〃 （ゆで）	430		390	1,000	120	110	120	0.4	150	
〃 （冷凍）	380		340	650	110	130	240	0.8	130	
にんにく	45	1かけ5g	30	230	10	70	……		(50)	
にんにくの芽	160		140	260	70	50	10		(50)	
ねぎ ※根深ねぎ；長ねぎ	210	中1本90g 可食50g	190	420	80	60	0		(50)	
〃 （ゆで）	230		210	350	60	50	0		(50)	
葉ねぎ	160		140	420	130	60	……		(50)	
はくさい	380	中葉1枚60g	360	840	160	130	20		(50)	
〃 （ゆで）	330		310	530	140	110	20		(50)	
パセリ	75	1本2g	60	750	220	50	10		(50)	
ピーマン	330	中1個55g 可食45g	310	630	40	70	……		(50)	
赤ピーマン	300		270	630	20	70	0		90	
黄ピーマン	380		350	760	30	80	0		100	
ふき（ゆで）	1,000		970	2,300	340	150	220	1.0	80	
ふきのとう	120		100	890	70	110	0		(50)	
ふだんそう（ゆで）	110		100	840	140	40	70	0.2	(50)	
ブロッコリー	70	生で1株200g	60	250	30	60	10	0.1	20	
〃 （ゆで）	85		80	150	30	60	10		20	
ほうれんそう	140	1株15g	130	970	70	70	20		(50)	
〃 （ゆで）	120		110	590	80	50	10		(50)	
みずかけな	100		90	400	110	60	10		(50)	
みずな ※別名：きょうな	140		130	670	290	90	50	0.1	(50)	
〃 （ゆで）	150		140	560	300	100	40	0.2	(50)	
みつば ※切りみつば	300	2本3g	280	1,900	80	150	20		(50)	
〃 （ゆで）	330		310	960	80	100	10		(50)	
※根みつば	160		150	800	80	100	10		(50)	
〃 （ゆで）	130		120	350	80	70	10		(50)	
※糸みつば	330		310	1,700	160	160	10		(50)	
〃 （ゆで）	270		250	970	150	110	10		(50)	
みょうが	330	1個10g	320	690	80	40	……		(50)	
めキャベツ	55	中1個10g	50	340	20	40	……		(50)	
〃 （ゆで）	55		50	260	20	40	……		(50)	

すべての食品のたんぱく質は3gです

食品名	1単位 重量g	目安	1単位当り					備考		
			水分 g	カリウム mg	カルシウム mg	リン mg	ナトリウム mg	食塩 g	エネルギー kcal	たんぱく質 g
もやし ※だいず	80	1袋250g	70	130	20	40	……		(50)	
〃 （ゆで）	100		90	50	20	40	……		(50)	
※ブラックマッペ	150	1袋250g	140	110	20	40	10		20	
〃 （ゆで）	230		220	30	60	40	……		(50)	
※緑豆	180		170	120	20	50			(50)	
〃 （ゆで）	190		180	50	20	50			20	
モロヘイヤ	65		60	340	170	70	……		20	
〃 （ゆで）	100		90	160	170	50	0		30	すべての食品のたんぱく質は3gです
ラディッシュ	380		360	840	80	170	30		(50)	
レタス	500	1枚20g	480	1,000	100	110	10		(50)	
〃 （水耕栽培）	380		360	990	130	110	10		(50)	
※サニーレタス	250		240	1,000	170	80	10		(50)	
れんこん ※別名：はす	160	中1節200g 可食160g	130	700	30	120	40	0.2	110	
〃 （ゆで）	230		190	550	50	180	30		150	
わけぎ	190	1本10g	170	440	110	50	……		(50)	
〃 （ゆで）	160		140	300	80	40	……		(50)	
わらび（ゆで）	200		190	20	20	50	0		(50)	

油炒め※

食品名	1単位 重量g	目安	水分 g	カリウム mg	カルシウム mg	リン mg	ナトリウム mg	食塩 g	エネルギー kcal	たんぱく質 g
アスパラガス（油炒め）	100		90	310	20	70	……		(50)	
キャベツ（油炒め）	190		160	480	100	60	10		150	
たまねぎ（油炒め）	210		170	440	50	100	10		220	
チンゲンサイ（油炒め）	380		350	870	340	100	120	0.4	150	
なす（油炒め）	200		170	580	40	80	0		160	
にら（油炒め）	160		140	960	80	60	0		120	すべての食品のたんぱく質は3gです
にんじん（油炒め）	270		210	1,100	90	100	130	0.3	290	
ピーマン（油炒め）	330		290	660	40	80	……		200	
ほうれんそう（油炒め）	80		70	420	70	40	10		80	

※ 材料の5％で炒めた数値です．油の量でエネルギーは変化しますので，別々に計算しましょう．

食品名	1回当りの使用量 g	目安	1回の使用量当り					備考		
			水分 g	カリウム mg	カルシウム mg	リン mg	ナトリウム mg	食塩 g	エネルギー kcal	たんぱく質 g
漬 物										
うめぼし（塩漬）	10	中1個7g 可食部5g	10	40	10	……	870	2.2	……	0.1
〃　　（調味漬）	10		10	10	……	……	300	0.8	10	0.2
うめびしお	10		……	20	……	……	310	0.8	20	0.1
かぶ葉塩漬	30		30	90	70	10	270	0.7	10	0.7
かぶ根塩漬	30		30	90	10	10	330	0.8	10	0.3
〃　ぬかみそ漬	30		30	150	20	10	260	0.7	10	0.5
きゅうり塩漬	30		30	70	10	10	300	0.8	……	0.3
〃　しょうゆ漬	20		20	20	10	10	320	0.8	10	0.6
〃　ぬかみそ漬	20		20	120	……	20	420	1.1	10	0.3
〃　ピクルス	30		20	10	10	……	130	0.3	20	0.1
ザーサイ	10		10	70	10	10	540	1.4	……	0.3
しょうが甘酢漬	10		10	……	……	0	120	0.3	10	……
紅しょうが	10		10	……	10	0	280	0.7	……	……
しろうり奈良漬	10		10	10	……	10	170	0.4	20	0.5
だいこん　ぬかみそ漬	20		20	100	10	10	300	0.8	10	0.3
〃　たくあん漬	20		20	30	10	10	340	0.9	10	0.2
〃　べったら漬	20		20	40	……	10	240	0.6	10	0.2
〃　福神漬	20		10	20	10	10	400	1.0	30	0.5
たかな漬	20		20	90	30	10	460	1.2	10	0.6
なす塩漬	30		30	80	10	10	260	0.7	10	0.4
〃　ぬかみそ漬	30		30	130	10	10	300	0.8	10	0.5
〃　しば漬	20		20	10	10	10	320	0.8	……	0.3
のざわな塩漬	30		30	90	40	10	180	0.5	10	0.4
はくさい塩漬	40		40	90	20	20	360	0.9	10	0.6
〃　キムチ	40		30	140	20	20	350	0.9	20	1.1
らっきょう甘酢漬	20		10	10	……	……	170	0.4	20	0.1
わさび漬	10		10	10	……	10	100	0.3	10	0.7

表3 野菜
食品0.1単位当りの目安

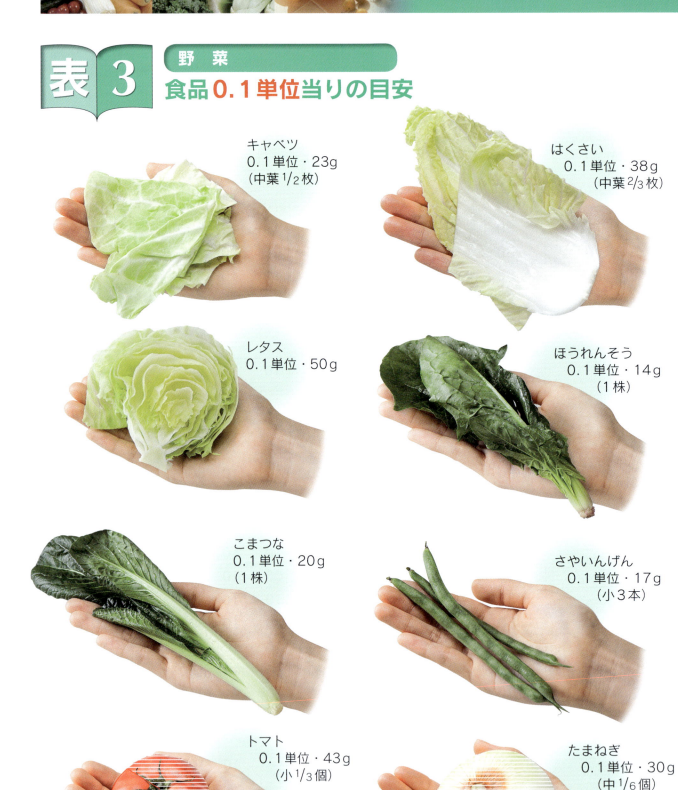

キャベツ 0.1単位・23g（中葉1/2枚）

はくさい 0.1単位・38g（中葉2/3枚）

レタス 0.1単位・50g

ほうれんそう 0.1単位・14g（1株）

こまつな 0.1単位・20g（1株）

さやいんげん 0.1単位・17g（小3本）

トマト 0.1単位・43g（小1/3個）

たまねぎ 0.1単位・30g（中1/6個）

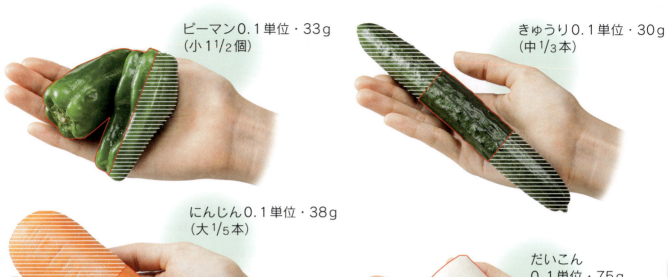

ピーマン0.1単位・33g
（小1 1/2個）

きゅうり0.1単位・30g
（中1/3本）

にんじん0.1単位・38g
（大1/5本）

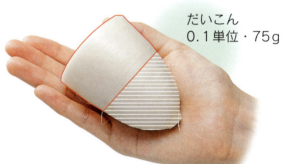

だいこん
0.1単位・75g

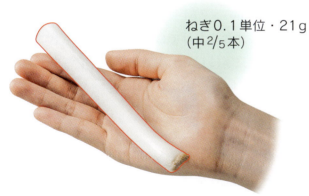

ねぎ0.1単位・21g
（中2/5本）

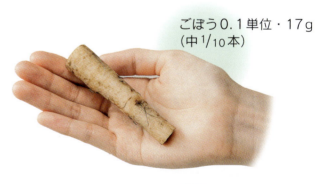

ごぼう0.1単位・17g
（中1/10本）

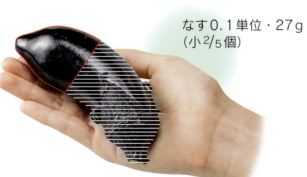

なす0.1単位・27g
（小2/5個）

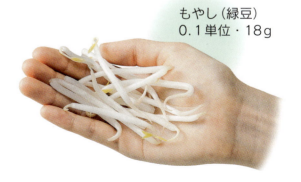

もやし（緑豆）
0.1単位・18g

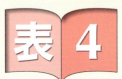

表4 魚介・肉・卵・豆・乳とその製品

I. たんぱく質を含む食品

1単位：たんぱく質3g　　1単位の平均エネルギー：30kcal

副 食のメイン（主菜）となる食品

　表4の食品グループには，主菜となる食品（おかずの中心になるもの）がおもに集められています．表4の食品は，表1・表2・表3の食品に比較してたんぱく質含有量が多く，したがって1単位当りの食品重量も少なく，そのために平均エネルギーが低くなっているのが特徴です．

　これらの食品は，からだの中で毎日作りかえられている血や肉となる大切な食品です．たんぱく質は動物性たんぱく質（魚介・肉・卵・乳とその製品）と植物性たんぱく質（豆とその製品）に分けられ，良質のたんぱく質とよばれる食品はすべて表4にあるので，この表への単位配分は多くなっています．

食 塩・水分をひかえるとき

1. 使用頻度の高い魚・肉の加工品（はんぺん，かまぼこ，ハム，ベーコンなど）のほか，缶詰類も表4になりますが，これらには食塩が含まれていますので，十分な注意が必要です．
2. 食塩は，ナトリウム換算［ナトリウム（mg）×2.54÷1,000］で0.1g以上になるものを表記しています．したがって，添加食塩だけではなく，自然塩も含まれますので，表4では0.2g以上の数値を色文字にして，注意を喚起しています．
3. とうふ，牛乳などの水分の多い食品は，他の食品に交換します．

低 たんぱく質・高エネルギーのとき

1. たんぱく質の指示量が50g以下のときには，少量でも体内で効率のよい良質のたんぱく質（主として動物性たんぱく質食品）を選びます．
2. 魚介・肉などの主菜となる食品の調理法は，表6の油脂を用いて，揚げる・炒めるなどの工夫をします．

リ ンをひかえるとき

1. たんぱく質を多く含む食品には，同時にリンも多く含まれています．リンのとりすぎを指摘されたときは，まず，たんぱく質のとりすぎを是正しましょう．
2. 表中では，リン100mg以上の数値を色文字にして注意を喚起しています．

食品名	1単位重量g	目安	1単位当り 水分 g	1単位当り カリウム mg	1単位当り カルシウム mg	1単位当り リン mg	1単位当り ナトリウム mg	備考 食塩 g	備考 エネルギー kcal	備考 たんぱく質 g
魚										
あこうだい	20	中切り身70g	20	60	……	30	20		(30)	
あじ ※まあじ	15	中1尾180g 可食80g	10	50	……	30	20	0.1	(30)	
〃（刺身）	15		10	50	……	30	20		(30)	
〃（骨つき）	15		10	50	120	90	20		(30)	
〃（焼き）	10		10	50	10	30	20		(30)	
〃（開き干し）	15	中1尾60g 可食40g	10	50	10	30	100	0.3	(30)	
〃（開き干し焼き）	10		10	40	10	30	80	0.2	(30)	
あなご	15	中1尾60g	10	60	10	30	20	0.1	(30)	
〃（蒸し）	15		10	40	10	30	20	0.1	(30)	
あまだい	15	中切り身70g	10	50	10	30	10		(30)	
あゆ	15	中1尾60g 可食35g	10	50	40	50	10		(30)	
〃（焼き）	10		10	50	50	50	10		(30)	
あんこう	25		20	50	……	40	30	0.1	10	
いかなご ※別名：こうなご	15		10	60	80	80	30	0.1	(30)	
いさき	15	中切り身70g	10	50	……	30	20	0.1	(30)	
いとよりだい	15		10	60	10	30	10		10	
いわし ※まいわし	15	中1尾100g 可食40g	10	40	10	30	10		(30)	
〃（焼き）	10		10	40	10	30	10		(30)	
〃（丸干し）	10	1尾15g	10	50	40	60	150	0.4	(30)	
〃（水煮缶）	15		10	40	50	50	50	0.1	(30)	
〃（かば焼き缶）	20		10	50	40	60	120	0.3	50	
〃（味付け缶）	15		10	40	60	60	80	0.2	(30)	
〃（トマト漬け缶）	15		10	50	50	50	40	0.1	(30)	
〃（油漬け缶）	15	小1尾9g	10	40	50	60	50	0.1	50	
めざし（焼き）	15	1尾15g	10	30	50	40	210	0.5	(30)	
いわな	15		10	60	10	40	10		(30)	
うなぎ（白焼き）	15	1尾可食160g	10	50	20	40	20	0.1	50	
〃（かば焼き）	15	1尾可食160g	10	50	20	50	80	0.2	(30)	
かじき ※めかじき	15	中切り身80g	10	70	0	40	10		(30)	
〃（焼き）	10		10	60	……	40	10		(30)	

すべての食品のたんぱく質は3gです

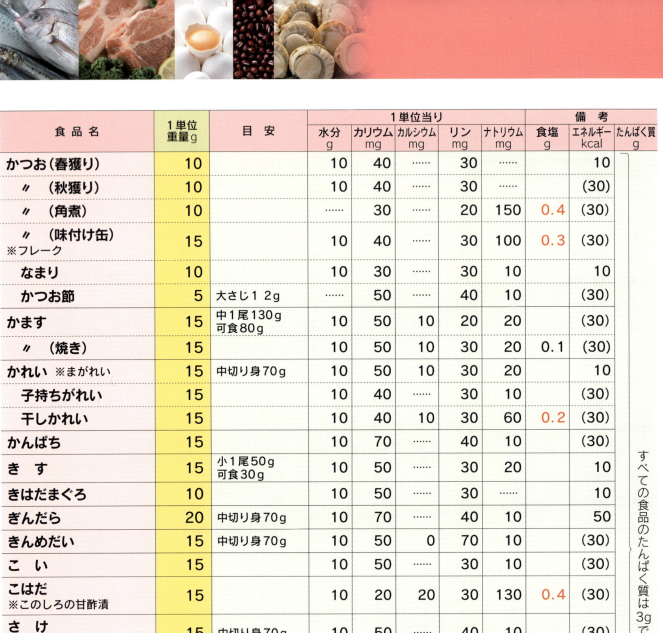

食品名	1単位重量g	目安	1単位当り 水分g	カリウムmg	カルシウムmg	リンmg	ナトリウムmg	備考 食塩g	エネルギーkcal	たんぱく質g
かつお（春獲り）	10		10	40	……	30	……		10	
〃 （秋獲り）	10		10	40	……	30	……		(30)	
〃 （角煮）	10		……	30	……	20	150	0.4	(30)	
〃 （味付け缶）※フレーク	15		10	40	……	30	100	0.3	(30)	
なまり	10		10	30	……	30	10		10	
かつお節	5	大さじ1 2g	……	50	……	40	10		(30)	
かます	15	中1尾130g 可食80g	10	50	10	20	20		(30)	す
〃 （焼き）	15		10	50	10	30	20	0.1	(30)	べ
かれい ※まがれい	15	中切り身70g	10	50	10	30	20		10	て
子持ちがれい	15		10	40	……	30	10		(30)	の
干しかれい	15		10	40	10	30	60	0.2	(30)	食
かんぱち	15		10	70	……	40	10		(30)	品
き　す	15	小1尾50g 可食30g	10	50	……	30	20		10	の
きはだまぐろ	10		10	50	……	30	……		10	た
ぎんだら	20	中切り身70g	10	70	……	40	10		50	ん
きんめだい	15	中切り身70g	10	50	0	70	10		(30)	ぱ
こ　い	15		10	50	……	30	10		(30)	く
こはだ ※このしろの甘酢漬	15		10	20	20	30	130	0.4	(30)	質
さ　け ※しろさけ，あきさけ	15	中切り身70g	10	50	……	40	10		(30)	は
〃 （焼き）	10		10	40	……	30	10		(30)	3
〃 （新巻き）	15	中切り身50g	10	60	……	30	180	0.5	(30)	g
〃 （イクラ）	10		……	20	10	50	90	0.2	(30)	で
〃 （すじこ）	10		……	20	10	50	190	0.5	(30)	す
〃 （水煮缶）	15		10	40	30	50	30	0.1	(30)	
塩ざけ	15	中切り身50g	10	50	……	40	110	0.3	(30)	
たいせいようさけ	15		10	50	……	40	10		(30)	
〃 （焼き）	10		10	50	……	30	10		(30)	
スモークサーモン ※べにざけ，くん製	10		10	30	……	20	150	0.4	(30)	
さ　ば ※まさば	15	切り身70g	10	50	……	30	20	0.1	(30)	
〃 （焼き）	10		10	40	……	30	10		(30)	
〃 （水煮缶）	15		10	40	40	30	50	0.1	(30)	

食品名	1単位重量g	目安	1単位当り 水分 g	カリウム mg	カルシウム mg	リン mg	ナトリウム mg	備考 食塩 g	エネルギー kcal	たんぱく質 g
たいせいようさば	15		10	50	……	30	10		50	
〃（焼き）	15		10	60		40	20		60	
塩さば	10	中切り身60g	10	30	……	20	70	0.2	(30)	
しめさば	15		10	30	……	20	100	0.2	50	
さわら	15	中切り身70g	10	70	……	30	10		(30)	
さんま	15	中1尾150g 可食100g	10	30	……	30	20	0.1	(30)	
〃（焼き）	15		10	40	10	30	20	0.1	(30)	
〃（開き干し）	15	小1枚80g 可食60g	10	40	10	20	80	0.2	(30)	
〃（みりん干し）	15	中1尾55g 可食50g	……	60	20	40	210	0.5	60	
〃（かば焼き缶）	15		10	40	40	40	90	0.2	(30)	
ししゃも ※国産；生干し	15	中1尾20g 可食20g	10	60	50	60	70	0.2	(30)	
※国産；生干し焼き	10		10	40	40	50	60	0.2	(30)	
※輸入生干し	20		10	40	70	70	120	0.3	(30)	
したびらめ	15	中1尾170g 可食90g	10	50	10	20	20	0.1	10	
しらす干し ※微乾燥品	15	大さじ1 5g	10	30	30	70	240	0.6	(30)	
すずき	15	中切り身70g	10	60		30	10		(30)	
た　い ※まだい	15	中切り身70g	10	70	……	40	10		(30)	
〃（刺身）	15		10	70		40	10		(30)	
〃（焼き）	15		10	80		40	10		(30)	
たちうお	20	中切り身80g	10	60		40	20		50	
田作り ※かたくちいわし乾燥品	5	中1尾2g	……	80	130	120	40	0.1	(30)	
た　ら ※まだら	15	中切り身80g	10	50		30	20	0.1	10	
塩だら	20	中切り身70g	20	60		30	160	0.4	10	
しらこ	20		20	80	……	90	20	0.1	10	
すけとうだら 〃（たらこ）	10	中1はら60g	10	30		40	180	0.5	10	
〃（からしめんたいこ）	15		10	30		40	330	0.8	(30)	
とびうお	15	小1尾200g 可食100g	10	50		50	10		10	
にしん	15	小1尾200g 可食110g	10	50		40	20	0.1	(30)	
みがきにしん	15	1本40g	10	60	10	40	30	0.1	(30)	
かずのこ ※塩蔵，水もどし	20		20	0		20	100	0.2	(30)	

表4

すべての食品のたんぱく質は3gです

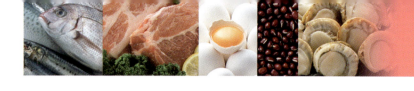

食品名	1単位重量g	目安	1単位当り					備考		
			水分 g	カリウム mg	カルシウム mg	リン mg	ナトリウム mg	食塩 g	エネルギー kcal	たんぱく質 g
にじます	15		10	60	……	40	10		(30)	
煮干し	5	小1尾1〜2g	……	60	110	80	90	0.2	(30)	
は ぜ	15	中1尾70g 可食30g	10	50	10	30	10		10	
〃 (甘露煮)	15		……	30	150	100	230	0.6	(30)	
はたはた	20	大1尾70g 可食30g	20	50	10	20	40	0.1	(30)	
ひらめ	15	中切り身80g	10	70	……	40	10		(30)	
〃 (刺身)	15		10	70		30	10		(30)	
ふ ぐ ※とらふぐ	15		10	60		40	20	0.1	10	
ふ な(甘露煮)	20		10	50	240	140	260	0.7	50	
ぶ り	15	中切り身80g	10	60		20	……		(30)	
〃 (焼き)	10		10	40		20			(30)	
はまち	15		10	50		30	10		(30)	
〃 (刺身)	15		10	60		30	10		(30)	
ほうぼう	15		10	60	10	30	20	0.1	(30)	
ほっけ(開き干し)	15		10	60	30	50	100	0.3	(30)	
〃 (開き干し焼き)	15		10	60	30	50	120	0.3	(30)	
まぐろ(赤身) ※ほんまぐろ	10	刺身1切れ10g	10	40	……	30	……		10	
〃 (脂身)	15	刺身1切れ15g	10	30		30	10		50	
〃 (水煮缶)	15		10	40		30	40	0.1	10	
〃 (油漬け缶) ※フレーク,ホワイト	15	小1缶80g	10	30	0	40	60	0.1	(30)	
〃 (味付け缶) ※フレーク	15		10	40		50	110	0.3	(30)	
まながつお	20		10	70	……	40	30	0.1	(30)	
む つ	20	中切り身70g	10	80	10	40	20		(30)	
めばる	15		10	50	10	30	10		(30)	
メルルーサ	20	中切り身70g	20	60	……	30	30	0.1	(30)	
メ ロ ※別名：ぎんむつ,マジェランあいなめ	25		20	80		50	20	0.1	70	
わかさぎ	20	中1尾10g	20	20	90	70	40	0.1	(30)	
〃 (つくだ煮)	10	1尾3g	……	50	100	80	190	0.5	(30)	
〃 (あめ煮)	10		……	40	100	70	160	0.4	(30)	

すべての食品のたんぱく質は3gです

表4

食品名	1単位重量g	目安	1単位当り 水分 g	カリウム mg	カルシウム mg	リン mg	ナトリウム mg	備考 食塩 g	エネルギー kcal	たんぱく質 g
水産練り製品										
かに風味かまぼこ	25		20	20	30	20	210	0.6	(30)	
かまぼこ（蒸し）	25	中1本300g	20	30	10	20	250	0.6	(30)	
魚肉ソーセージ	25	1本120g	20	20	30	50	200	0.5	(30)	
さつま揚げ	25	小1枚30g	20	20	20	20	180	0.5	(30)	
だて巻き	20		10	20	10	20	70	0.2	(30)	
つみれ	25	1個20g	20	50	20	30	140	0.4	(30)	
なると	40	1本170g	30	60	10	40	320	0.8	(30)	
はんぺん	30	大1枚100g	20	50	……	30	180	0.5	(30)	
焼きちくわ	25	1本100g	20	20	30	30	210	0.5	(30)	
貝										
あおやぎ ※別名：ばかがい	30	むき身1個4g	30	70	10	50	90	0.2	(30)	
あかがい	20	から付1個60g むき身1個15g	20	60	10	30	60	0.2	10	
あさり	50	から付1個15g むき身1個6g	50	70	30	40	440	1.1	(30)	
〃 （水煮缶）	15		10	……	20	40	60	0.2	(30)	
〃 （つくだ煮）	15	大さじ1 10g	10	40	40	50	440	1.1	(30)	
あわび	25	から付1個240g むき身1個100g	20	50	10	30	80	0.2	(30)	
かき	45	中1個15g	40	90	40	50	230	0.6	(30)	
さざえ	15	から付1個130g むき身1個20g	10	40	……	20	40	0.1	10	
しじみ	40	から付10個25g むき身10個5g	30	30	100	50	70	0.2	(30)	
たいらがい（貝柱）	15	中1個10g	10	40	……	20	40	0.1	(30)	
とりがい	25	むき身1個10g	20	40	……	30	30	0.1	(30)	
はまぐり	50	から付1個40g むき身1個15g	40	80	70	50	390	1.0	(30)	
〃 （つくだ煮）	10		……	30	10	30	280	0.7	(30)	
ほたてがい	20	から付1個140g むき身1個70g	20	60	……	40	60	0.2	10	
〃 （水煮）	15		10	50	……	40	40	0.1	(30)	
〃 （貝柱）	20	1個20g	20	80	……	50	20	0.1	(30)	
〃 （貝柱水煮缶）	15		10	40	10	30	60	0.2	10	
ほっきがい ※別名：うばがい	25		20	70	20	40	60	0.2	(30)	
みるがい	15		10	60	10	20	50	0.1	10	

すべての食品のたんぱく質は3gです

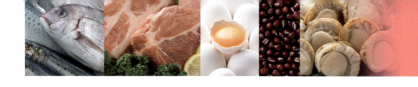

食品名	1単位重量g	目安	1単位当り 水分 g	カリウム mg	カルシウム mg	リン mg	ナトリウム mg	備考 食塩 g	エネルギー kcal	たんぱく質 g
いか・たこ										
あかいか	15		10	50	……	40	30	0.1	10	
するめいか	15	中1杯300g 可食230g	10	50	……	40	30	0.1	10	
〃（刺身）	15		10	50	……	40	30	0.1	10	
やりいか	15		10	50	……	40	30	0.1	10	
いか（するめ）	5	中1枚50g	……	60		60	40	0.1	(30)	すべての食品のたんぱく質は3gです
〃（くん製）	10		……	20		30	240	0.6	(30)	
〃（さきいか）	5			10		20	140	0.4	10	
〃（塩辛）	20	大さじ1 20g	10	30		40	540	1.4	(30)	
ほたるいか（ゆで）	15	生で1杯10g	10	40		30	40	0.1	(30)	
たこ ※まだこ	20		20	60		30	60	0.1	(30)	
〃（ゆで）	15	中足1本100g	10	40	……	20	30	0.1	10	
えび・かに										
あまえび	15	中1尾10g	10	50	10	40	50	0.1	10	
いせえび	15	中1尾250g 可食80g	10	60	10	50	50	0.1	10	
くるまえび	15	中1尾40g 可食20g	10	60	10	50	30	0.1	10	
〃（焼き）	15		10	60	10	50	30	0.1	(30)	
さくらえび（素干し）	5	大さじ1	……	60	100	60	60	0.2	(30)	
〃（ゆで）	15		10	40	100	50	120	0.3	10	すべての食品のたんぱく質は3gです
しばえび	15	中1尾10g 可食5g	10	40	10	40	40	0.1	10	
大正えび	15	小1尾30g 可食15g	10	50	10	50	30	0.1	10	
ブラックタイガー	15	中1尾20g 可食15g	10	30	10	30	20	0.1	10	
毛がに	20		20	70	10	50	40	0.1	10	
〃（ゆで）	15		10	40	10	30	40	0.1	10	
ずわいがに	20		20	60	20	30	60	0.2	10	
〃（ゆで）	20		20	50	20	30	50	0.1	10	
〃（水煮缶）	20		20	……	10	20	130	0.3	10	
たらばがに	25		20	70	10	60	90	0.2	10	
〃（ゆで）	15		10	30	10	30	50	0.1	10	
〃（水煮缶）	15		10	10	10	30	90	0.2	10	
わたりがに ※別名：がざみ	20		20	60	20	40	70	0.2	10	

食品名	1単位重量g	目安	1単位当り					備考		
			水分 g	カリウム mg	カルシウム mg	リン mg	ナトリウム mg	食塩 g	エネルギー kcal	たんぱく質 g
うに・くらげほか										
うに	20	大さじ1 17g	10	70	……	80	40	0.1	(30)	すべての食品のたんぱく質は3gです
粒うに	15		10	40	10	50	500	1.3	(30)	
練りうに	20	大さじ1 16g	10	50	10	40	560	1.4	(30)	
くらげ ※塩蔵・塩抜き	60		60	……	……	20	70	0.2	10	
しゃこ (ゆで)	15		10	30	10	40	50	0.1	10	
なまこ	65		60	40	50	20	440	1.1	10	
ほや	60		50	340	20	30	780	2.0	(30)	
あみ (つくだ煮)	15		10	50	70	60	410	1.0	(30)	

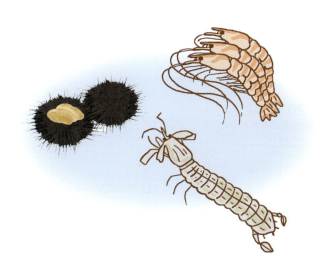

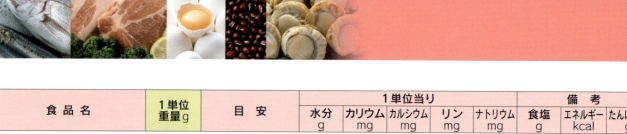

食品名	1単位重量g	目安	1単位当り 水分g	カリウムmg	カルシウムmg	リンmg	ナトリウムmg	備考 食塩g	エネルギーkcal	たんぱく質g
獣鳥肉										
あいがも肉 ※皮つき	20		10	40	……	30	10		70	
いのしし肉	15		10	40	……	30	10		(30)	
いのぶた肉 ※脂身つき	15		10	40	……	20	10		50	
牛肉 ※和牛；脂身つき かた かたロース もも そともも ランプ	20(平均)		10	50	……	30	10		60	
※和牛；脂身つき リブロース サーロイン	25(平均)		10	40	……	20	10		140	
ばら	25		10	40	……	20	10		130	
※和牛；脂身なし かた かたロース リブロース サーロイン もも そともも ランプ	20(平均)		10	50	……	30	10		80	
ヒレ	15		10	50	0	30	10		(30)	
※国産牛；脂身つき かた かたロース リブロース サーロイン ばら もも そともも ランプ	20(平均)		10	50	……	30	10		60	
リブロース(焼き)	15		10	40		20	10		80	
リブロース(ゆで)	15		10	20		10			70	
※国産牛；脂身なし かた かたロース リブロース サーロイン もも そともも ランプ	15(平均)		10	40	……	20	10		(30)	
もも(焼き)	10		10	40	……	20	10		(30)	
もも(ゆで)	10		10	20		20	……		(30)	
※輸入牛；脂身つき, 脂身なし	15(平均)		10	50	……	30	10		(30)	

すべての食品のたんぱく質は3gです

表4

食品名	1単位重量g	目安	1単位当り					備考			
			水分 g	カリウム mg	カルシウム mg	リン mg	ナトリウム mg	食塩 g	エネルギー kcal	たんぱく質 g
※輸入牛；脂身つき　リブロース（焼き）	10		……	30	0	20	……		(30)	
リブロース（ゆで）	10		10	10	0	10	……		(30)	
※輸入牛；脂身なし　もも（焼き）	10		10	30	0	20	……		(30)	
もも（ゆで）	10		10	10	0	10	……		(30)	
〃　ひき肉	20		10	50	……	20	10		50	
牛・舌（たん）	25		10	60	……	30	20	0.1	90	
〃・レバー	15		10	50	……	50	10		(30)	
〃・尾（テール）	25		10	30	……	20	10		120	
〃・第一胃（みの；ゆで）	10		10	10	……	10	10		(30)	
〃・心臓（はつ）	20		10	50	……	30	10		(30)	
ローストビーフ	15		10	40	……	30	50	0.1	(30)	
コンビーフ缶	15		10	20	……	20	100	0.3	(30)	
牛肉味付け缶	15		10	30	……	20	110	0.3	(30)	
ビーフジャーキー	5		……	40	……	20	100	0.2	(30)	
馬肉	15		10	50	……	30	10		(30)	
くじら・赤肉（冷凍）	10		10	30	0	20	10		10	
鶏肉・若鶏　手羽	15	骨つき中1本60g 可食30g	10	30	……	20	10		(30)	
※皮つき　むね　もも	15（平均）		10	40	……	30	10		(30)	
むね・もも（焼き）	10（平均）		10	40	……	20	10		(30)	
もも（ゆで）	15		10	30	……	20	10		(30)	
※皮なし　むね　もも	15（平均）		10	50	……	30	10		(30)	
むね・もも（焼き）	10（平均）		10	50	……	20	10		(30)	
もも（ゆで）	10		10	30	……	20	10		(30)	
〃　ささみ	15	中1本40g	10	60	0	30	10		(30)	
〃　ひき肉	15		10	40	……	20	10		(30)	
鶏・レバー	15		10	50	……	50	10		(30)	
〃・心臓（はつ）	20		10	50	……	30	20		(30)	

すべての食品のたんぱく質は3gです

食品名	1単位重量g	目安	1単位当り					備考			
			水分 g	カリウム mg	カルシウム mg	リン mg	ナトリウム mg	食塩 g	エネルギー kcal	たんぱく質 g
豚　肉 ※脂身つき・脂身なし 　　かた 　　かたロース 　　ロース 　　もも 　　そともも	15 （平均）		10	50	……	30	10		(30)	すべての食品のたんぱく質は3gです
※脂身つき 　　ロース（焼き）	10		……	40		30	10		(30)	
ロース（ゆで）	15		10	30	……	20	……		50	
豚肉ヒレ	15		10	60	0	30	10		(30)	
〃（焼き）	10		10	70	……	40	10		(30)	
豚肉ばら	20		10	50		30	10		80	
豚肉ひき肉	15	1カップ200g	10	40		20	10		(30)	
豚・レバー	15		10	40		50	10		(30)	
焼き豚	15	1切れ15g	10	40	……	40	140	0.4	(30)	
ベーコン	25	1枚15g	10	50		60	200	0.5	100	
〃・ショルダー	15	1枚15g	10	40		40	140	0.4	(30)	
ハム・ロース	20	1枚15g	10	50	……	70	200	0.5	(30)	
〃・プレス	20	1枚15g	10	30		50	190	0.5	(30)	
〃・ボンレス	15	1枚20g	10	40		50	170	0.4	(30)	
〃・ショルダー	20		10	60		50	130	0.3	50	
〃・生ハム（促成）	10		10	50		20	110	0.3	(30)	
〃・生ハム（長期熟成）	10		……	50		20	220	0.6	(30)	
ソーセージ 〃・ウインナー	25	1本20g	10	50		50	180	0.5	80	
〃・フランクフルト	25	1本50g	10	50		40	190	0.5	70	
〃・ボロニア	25	1枚25g	20	50		50	210	0.5	60	
〃・ドライ ※サラミなど	10		……	40	……	20	140	0.4	50	
レバーペースト	25	大さじ1　20g	10	40	10	70	220	0.6	90	
マトン 　ロース・もも	15 （平均）	焼き肉用1枚20g	10	40	……	20	10		(30)	
ラム 　ロース・もも	15 （平均）		10	40	……	20	10		(30)	

54

食品名	1単位重量g	目安	1単位当り 水分 g	カリウム mg	カルシウム mg	リン mg	ナトリウム mg	備考 食塩 g	エネルギー kcal	たんぱく質 g
卵										
うずら卵（全卵）	25	1個10g 可食8g	20	40	20	60	30	0.1	(30)	すべての食品のたんぱく質は3gです
〃（水煮缶）	25		20	10	10	40	50	0.1	50	
鶏 卵（全卵）	25	小1個55g 可食50g	20	30	10	50	40	0.1	(30)	
〃（卵黄）	20	小1個分	10	20	30	110	10		80	
〃（卵白）	30	小1個分	30	40	……	……	50	0.2	10	
卵どうふ	45		40	40	10	40	170	0.4	(30)	
卵焼き ※だし巻き卵	25		20	30	10	40	120	0.3	(30)	
※厚焼き卵	30		20	40	10	50	130	0.3	50	
豆・豆製品										
あずき（乾）	15	1カップ150g	……	230	10	50	0		50	すべての食品のたんぱく質は3gです
〃（ゆで）	35		20	160	10	40	0		50	
あ ん（こし）	30		20	20	10	30	……		50	
〃（つぶし）	55		20	90	10	40	30	0.1	130	
ゆであずき缶	70		30	110	10	60	60	0.1	150	
いんげん豆（乾）	15	1カップ160g	……	230	20	60	0		50	
うずら豆 ※いんげん煮豆	45		20	100	20	50	50	0.1	110	
えんどう（乾）	15			130	10	50	0		50	
うぐいす豆 ※えんどう煮豆	55	大さじ1 17g	20	60	10	70	80	0.2	130	
塩えんどう	15		……	150	200	50	90	0.2	50	
ささげ（乾）	15	1カップ150g	……	210	10	60	0		50	
そら豆・おたふく豆	40		10	40	20	60	60	0.2	100	
〃・ふき豆	30		10	30	10	50	100	0.2	80	
だいず（乾） ※黒豆を含む	10	大さじ1	……	190	20	50	0		(30)	
黄だいず（ゆで）	20		10	110	20	40	0		(30)	
〃（水煮缶）	25		20	60	30	40	50	0.1	(30)	
ぶどう豆 ※だいずの煮豆	20		10	70	20	40	120	0.3	60	
油揚げ	15	小1枚25g	10	10	50	50	……		60	
おから ※旧来製法	50	1カップ100g	40	180	40	50	0		60	
がんもどき	20	中1枚50g	10	20	50	40	40	0.1	50	

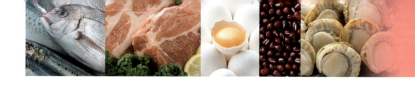

食品名	1単位重量g	目安	1単位当り 水分 g	カリウム mg	カルシウム mg	リン mg	ナトリウム mg	備考 食塩 g	エネルギー kcal	たんぱく質 g
きな粉	10	大さじ1 1/2強	0	200	20	70	0		50	
凍りどうふ ※別名：高野どうふ	5	1枚15g	0	……	30	40	20	0.1	(30)	
とうふ（もめん）	45	中1丁300g	40	60	40	50	30	0.1	(30)	
〃 （きぬごし）	60	中1丁300g	50	90	30	50	10		(30)	
〃 （焼き）	40	中1丁300g	30	40	60	40	……		(30)	
豆　乳	85		80	160	10	40	……		(30)	す
調整豆乳	95		80	160	30	40	50	0.1	60	べ
納　豆	20		10	130	20	40	0		(30)	て
生揚げ ※別名：厚揚げ	30	中1枚160g	20	40	70	50	……		50	の食
み　そ（米みそ） ※甘みそ	30		10	100	20	40	720	1.8	70	品の
※淡色辛みそ	25		10	100	30	40	1,200	3.1	50	た
※赤色辛みそ	25		10	110	30	50	1,300	3.3	50	ん
〃 （減塩みそ）	30		10	140	30	50	1,200	3.1	60	ぱ
〃 （だし入りみそ）	25		10	90	20	50	1,400	3.5	50	く質
〃 （豆みそ）	15		10	140	20	40	650	1.6	(30)	は
ゆ　ば（なま）	15		10	40	10	40	……		(30)	3
〃 （干し）	5	1枚2g	0	40	10	30	……		(30)	g
ひよこ豆（乾）	15		……	180	20	40	……		60	で
〃 （フライ） ※味付け	15		……	100	10	60	110	0.3	60	す
べにばないんげん（乾） ※別名：はな豆	15		……	260	10	60	0		50	
レンズ豆（乾）	15		……	150	10	60	0		50	

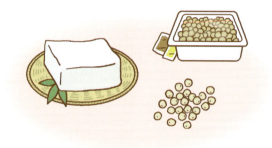

食品名	1単位重量g	目安	1単位当り 水分 g	1単位当り カリウム mg	1単位当り カルシウム mg	1単位当り リン mg	1単位当り ナトリウム mg	備考 食塩 g	備考 エネルギー kcal	備考 たんぱく質 g
乳・乳製品										
牛乳 ※普通牛乳	90	1/2カップ弱	80	140	100	80	40	0.1	60	
※加工乳・濃厚	85	1/2カップ弱	70	140	90	90	50	0.1	60	
※加工乳・低脂肪	80		70	150	100	70	50	0.2	(30)	
乳飲料・コーヒー	140	小1パック200g	120	120	110	80	40	0.1	80	
〃 ・フルーツ	250	小1パック200g	220	160	100	90	50	0.3	120	
アイスクリーム ※高脂肪12%	85		50	140	110	90	70	0.2	180	
※普通脂肪8%	75		50	140	110	90	80	0.2	140	
※アイスミルク	90	1カップ150g	60	130	100	90	70	0.2	150	
ラクトアイス ※普通脂	95		60	140	90	90	60	0.2	210	
ソフトクリーム	80		60	150	100	90	50	0.2	120	
加糖練乳 ※別名：コンデンスミルク	40		10	160	100	90	40	0.1	130	
無糖練乳 ※別名：エバミルク	45		30	150	120	90	60	0.2	60	
脱脂粉乳 ※別名：スキムミルク	10	大さじ1 6g	0	180	110	100	60	0.1	(30)	
コーヒーホワイトナー ※液状，乳脂肪	60	ポーション1パック 3gか5g	40	30	20	90	90	0.2	130	
※粉末状，乳脂肪	40		……	140	30	100	140	0.4	210	
チーズ・エダム	10		……	10	70	50	80	0.2	(30)	
〃 ・カテージ	25	大さじ1 15g	20	10	10	30	100	0.3	(30)	
〃 ・カマンベール	15		10	20	70	50	120	0.3	50	
〃 ・クリーム	35		20	20	20	30	90	0.3	120	
〃 ・パルメザン	5		……	10	70	40	80	0.2	(30)	
〃 ・プロセス	15	1切れ15g	10	10	90	110	170	0.4	50	
〃 ・モッツァレラ	15		10	……	50	40	10		(30)	
乳酸菌飲料 ※乳製品	270		220	130	120	80	50		190	
ヨーグルト ※全脂無糖	85	小1パック90g	70	140	100	90	40	0.1	50	
※低脂肪無糖	80		70	140	100	80	40	0.1	(30)	
※脱脂加糖	70		60	110	80	70	40	0.1	(30)	
※ドリンクタイプ	100		80	130	110	80	50	0.1	70	

すべての食品のたんぱく質は3gです

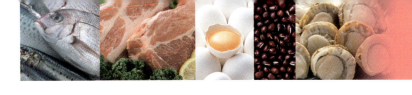

表4 魚介・肉・卵・豆・乳とその製品
食品1単位当りの目安

魚介

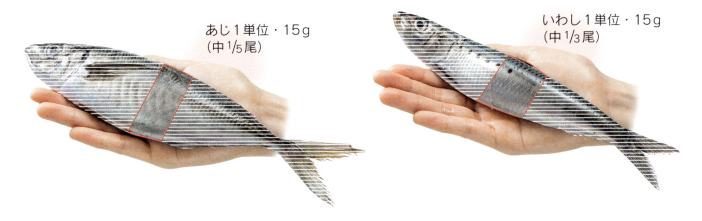

あじ1単位・15g
（中1/5尾）

いわし1単位・15g
（中1/3尾）

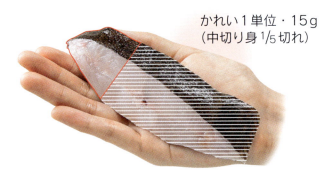

かれい1単位・15g
（中切り身1/5切れ）

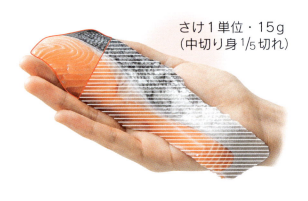

さけ1単位・15g
（中切り身1/5切れ）

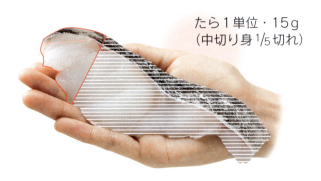

たら1単位・15g
（中切り身1/5切れ）

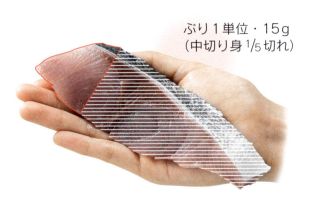

ぶり1単位・15g
（中切り身1/5切れ）

表4

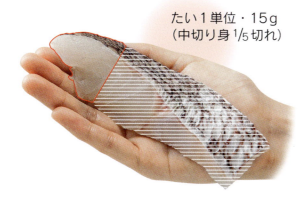

たい1単位・15g
(中切り身 1/5切れ)

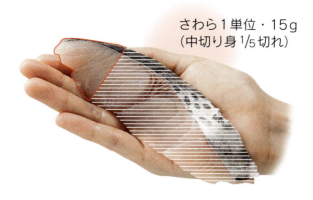

さわら1単位・15g
(中切り身 1/5切れ)

さんま1単位・15g
(中 1/10尾)

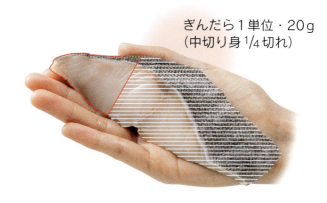

ぎんだら1単位・20g
(中切り身 1/4切れ)

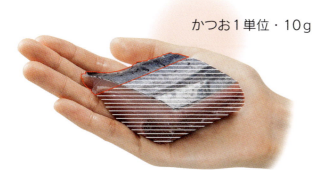

かつお1単位・10g

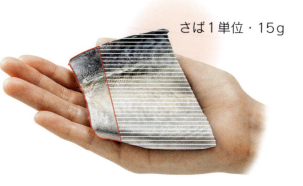

さば1単位・15g

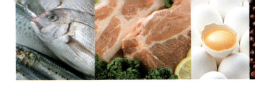

表4 魚介・肉・卵・豆・乳とその製品
食品1単位当りの目安

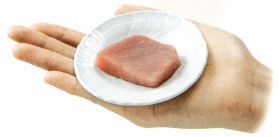

まぐろ（脂身）1単位・15g

まぐろ（赤身）1単位・10g

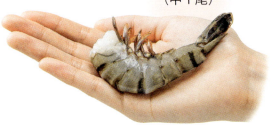

たい（刺身）1単位・15g

ブラックタイガー 1単位・15g（中1尾）

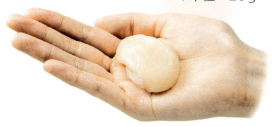

ほたてがい（貝柱）1単位・20g

するめいか 1単位・15g

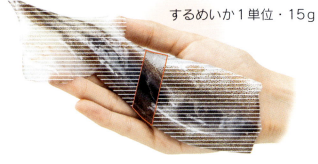

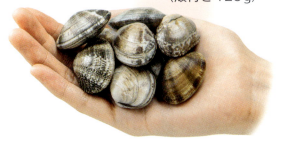

あさり 1単位・50g（殻付き125g）

かき 1単位・45g（中3個）

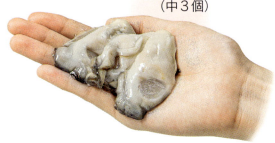

水産加工品

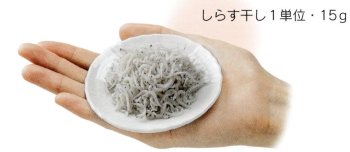
しらす干し 1単位・15g

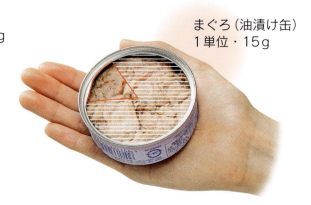
まぐろ（油漬け缶）1単位・15g

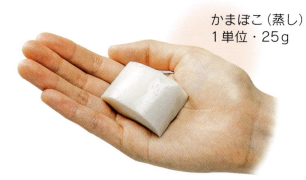
かまぼこ（蒸し）1単位・25g

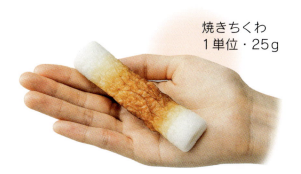
焼きちくわ 1単位・25g

卵

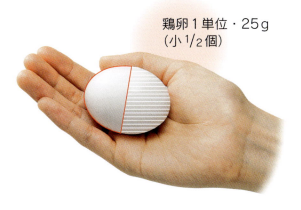
鶏卵 1単位・25g（小1/2個）

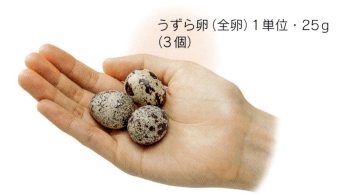
うずら卵（全卵）1単位・25g（3個）

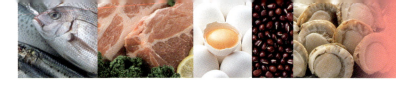

表4 魚介・肉・卵・豆・乳とその製品 食品1単位当りの目安

肉・食肉加工品

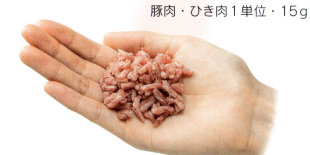

豚肉・ひき肉 1単位・15g

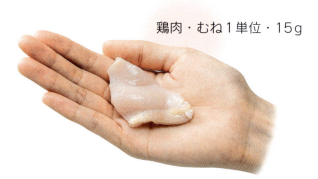

鶏肉・むね 1単位・15g

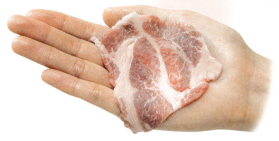

豚肉・かた 1単位・15g

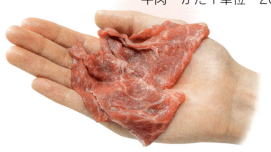

牛肉・かた 1単位・20g

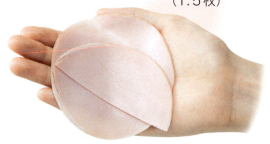

ハム・ロース 1単位・20g（1.5枚）

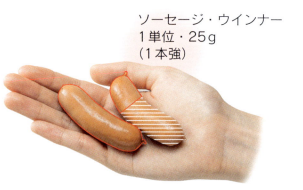

ソーセージ・ウインナー 1単位・25g（1本強）

表4

大豆・大豆製品

だいず（ゆで）1単位・20g

納豆1単位・20g
（小1/2パック）

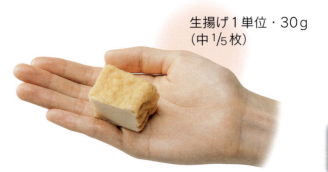

とうふ（もめん）1単位・45g
（小1/3丁弱）

生揚げ1単位・30g
（中1/5枚）

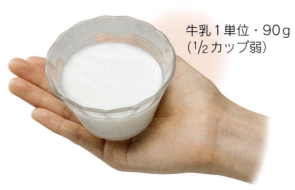
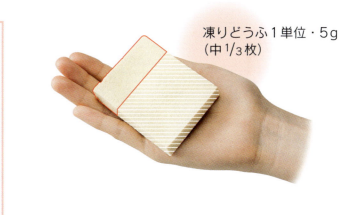

乳・乳製品

牛乳1単位・90g
（1/2カップ弱）

凍りどうふ1単位・5g
（中1/3枚）

ヨーグルト
1単位・85g
（小1パック弱）

チーズ・プロセス
1単位・15g
（1切れ）

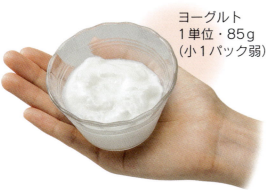
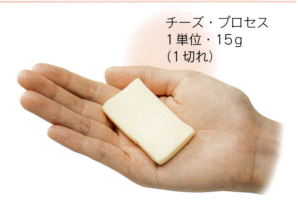

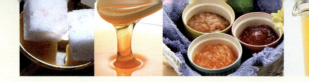

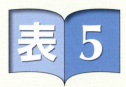

Ⅱ. たんぱく質を含まないエネルギー源となる食品
砂糖・甘味品・ジャム・ジュース・でんぷん

100 kcal 当りの重量で表示

炭 水化物の多い食品 ―― 不足のエネルギーを補う

　表5の食品グループには，砂糖・ジャムなどのように，ほとんどたんぱく質を含まないで，炭水化物（糖類）の多い食品がおもに集められています．したがって，表5には1単位（たんぱく質3g）の重量ではなく，100 kcal 当りの食品重量で示してあります．

　表5の食品はエネルギーをアップして，不足エネルギーを補うためのものです．治療用特殊食品や表6の油脂類とともに，間食などにしたほうがとりやすいでしょう．

水 分制限があるとき

　ジュース類，嗜好飲料などは避けるようにします．

＊種類によっては，たんぱく質を多く含むものがあります．そのような食品では，たんぱく質量を色文字にして注意を喚起しています．

表5

食品名	100kcal当り重量 g	目安	100kcal当り 水分 g	カリウム mg	カルシウム mg	リン mg	ナトリウム mg	備考 食塩 g	エネルギー kcal	たんぱく質 g
砂糖										
砂　糖 ※上白糖	25	大さじ1　9g	0	……	0	0	0		すべての食品のエネルギーは100kcalです	0
グラニュー糖 ※角砂糖，氷砂糖も同じ	25	大さじ1　12g	0	0	0	0	0			0
黒砂糖	30		……	330	70	10	10			0.5
はちみつ	35	大さじ1　21g	10	10	0	……	……			0.1
みずあめ	30	大さじ1　21g	……	0	0	0	0			0
メープルシロップ	40	大さじ1　21g	10	90	30	0	0			……
甘味品										
あめ玉	25		……	……	0	0	0		すべての食品のエネルギーは100kcalです	0
ゼリーキャンデー ※寒天ゼリー	30		……	……	0	……	0			0
ゼリービーンズ	30		……	……	……	……	……			……
ドロップ	25	1個3g	……	……	0	0	0			0
チューインガム（板）	25		……	……	……	0	0			0
〃　　（糖衣）	25		……	……	……	0	0			0
ラムネ	25		……	……	30	……	20	0.1		0
ジャム										
あんずジャム（高糖度）	40	大さじ2弱	10	30	……	……	……		すべての食品のエネルギーは100kcalです	0.1
〃　　（低糖度）	50		20	40	10	……	10			0.2
いちごジャム（高糖度）	40	大さじ2弱	10	30	……	10	……			0.2
〃　　（低糖度）	50		30	40	10	10	10			0.3
ブルーベリージャム	55		30	40	……	10	……			0.4
マーマレード（高糖度）	40	大さじ2弱	10	10	10	……	0.1			0.1
〃　　（低糖度）	50	大さじ2 1/3	30	20	10	……	……			0.2
りんごジャム	45	大さじ2強	20	10	……	……	……			1.0
ジュース類										
オレンジジュース ※果汁100%；ストレート	240	1カップ強	210	430	20	50	……		すべての食品のエネルギーは100kcalです	1.9
※果汁100%；濃縮還元	240	1カップ強	210	460	20	40	……			1.7
※果汁30%入り	240	1カップ強	220	140	10	10	10			0.5
グレープフルーツジュース ※果汁100%；濃縮還元	290		260	460	30	30	0			2.0
※果汁20%入り	260		230	90	10	10	10			0.3

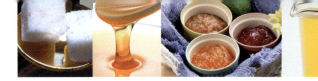

食品名	100kcal当り重量 g	目安	100kcal当り					備考	
			水分 g	カリウム mg	カルシウム mg	リン mg	ナトリウム mg	食塩 g	たんぱく質 g
パインアップルジュース ※果汁100%；濃縮還元	240		210	460	20	30	……		0.2
※果汁10%入り	200		180	40	……	……	……		0
ぶどうジュース ※果汁100%；濃縮還元	210		180	50	10	10	……		0.6
※果汁10%入り	190		170	10	10	……	10		0
みかんジュース ※果汁100%；ストレート	240		210	310	20	30	……		1.2
※果汁100%；濃縮還元	260		230	290	20	20	……		1.3
※果汁20%入り	200		170	40	……	……	……		0.2
ももネクター ※果汁30%入り	210		180	70	……	10	10		0.4
りんごジュース ※果汁100%；ストレート	230		200	180	……	10	10		0.5
※果汁100%；濃縮還元	230		200	250	10	20	10		0.2
※果汁30%入り	220		190	50	……	10	20		0
シャーベット ※乳成分入り氷菓	80		60	80	20	20	10		0.7

嗜好飲料

食品名	100kcal当り重量 g	目安	水分 g	カリウム mg	カルシウム mg	リン mg	ナトリウム mg	食塩 g	たんぱく質 g
コーラ	220		190	0	……	20	……		0.2
サイダー	240	1缶200g	220	0	……	0	10		0
炭酸果実色飲料	200		170	……	10	0	……		0
スポーツ飲料	470		450	120	40	0	150	0.5	0
乳酸菌飲料 ※カルピスなど希釈飲用	45		20	30	20	20	10		0.7

でんぷん

食品名	100kcal当り重量 g	目安	水分 g	カリウム mg	カルシウム mg	リン mg	ナトリウム mg	食塩 g	たんぱく質 g
かたくり粉 ※じゃがいもでんぷん	30	大さじ3強	10	10	……	10	……		……
くずきり	30		……	……	10	10	……		0.1
くず粉 ※くずでんぷん	30	大さじ3強	……	……	10	……	……		0.1
くずもち	110		90	……	10	……	……		0.1
コーンスターチ	30	大さじ5	……	……	……	……	0		……
はるさめ（乾）	30	1束20g	……	……	10	10	……		0
〃 （乾；緑豆）	30		……	……	10	……	……		0.1
わらび粉 ※さつまいもでんぷん	30	大さじ3強	10	……	20	0	……		……

備考：すべての食品のエネルギーは100kcalです

表5 砂糖・甘味品・ジャム・ジュース・デンプンなど
食品100kcal当りの目安

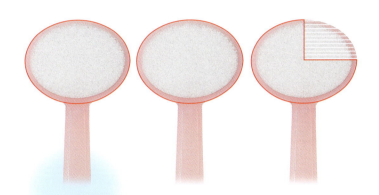

砂糖 100 kcal・25 g
（大さじ 2 3/4 弱）

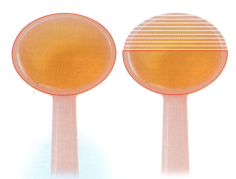

はちみつ 100 kcal・35 g
（大さじ 1 1/2 強）

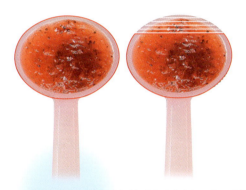

いちごジャム（高糖度）100 kcal・40 g
（大さじ 2 弱）

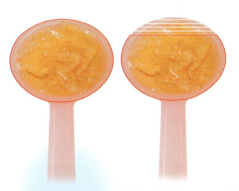

マーマレード（高糖度）100 kcal・40 g
（大さじ 2 弱）

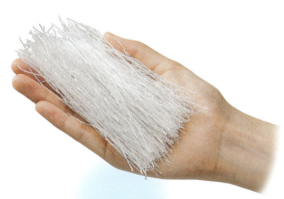

はるさめ
100 kcal・30 g

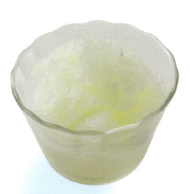

シャーベット
100 kcal・80 g

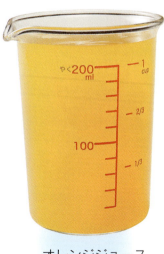

オレンジジュース
100 kcal・240 g

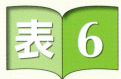

表6

Ⅱ. たんぱく質を含まないエネルギー源となる食品

油　脂

100kcal当りの重量で表示

脂 質の多い食品 ── 不足のエネルギーを補う

　表6の食品グループには，油，バターなどのように，たんぱく質をほとんど含まず，脂質の多い食品がおもに集められています．したがって，表5と同様に，表6は1単位（たんぱく質3g）の重量ではなく，100kcal当りの食品重量で示してあります．

　表6はエネルギーをアップして，不足エネルギーを補うものです．油で揚げたり，ドレッシングで和えたりして料理法を工夫します（p.156～159）．血中の中性脂肪（トリグリセリド）が高いときは，ラード，バターなどではなく，植物油を用いるようにします．

食 塩をひかえるとき

1. バター，マーガリンには食塩が含まれていますので，制限の厳しいときは無塩バターなどを用いるか，植物油に交換します．
2. マヨネーズ，ドレッシングなどの調味料にも食塩が含まれていますので，使用量に気をつけます．さらにひかえるときは，治療用特殊食品の食塩調整食品（p.87）などを用います．
3. 食塩0.2g以上を含むものは，食塩量を色文字にして注意を喚起しています．

低 たんぱく質・高エネルギーのとき

1. おから，なすなど，油を吸収しやすい食品を選択するようにします．さらに，揚げる，炒める，ドレッシングやマヨネーズで和えるなど，油を使った調理法を工夫します．
2. 油っこいものがとりにくい場合は，治療用特殊食品を利用するようにします．

食品名	100kcal当り重量 g	目安	100kcal当り					備考	
			水分 g	カリウム mg	カルシウム mg	リン mg	ナトリウム mg	食塩 g	たんぱく質 g
油・その他									
植物油 ※オリーブ油, ごま油も同じ	10	小さじ1 4g 大さじ1 12g	0	0	0	0	0		0
ショートニング	10		0	0	0	0	0		0
ドレッシング ※フレンチ	25	小さじ1 5g 大さじ1 15g	10	……	……	0	300	0.8	……
※サウザンアイランド	25		10	20	……	10	350	0.9	0.3
※和風	50		30	80	10	30	750	1.9	1.1
※ごま	30		10	60	120	70	330	0.8	2.6
生クリーム ※乳脂肪45%	25	小さじ1 5g 大さじ1 15g	10	20	20	10	10		0.5
※乳脂肪, 植物性脂肪 計42%	25	小さじ1 5g 大さじ1 15g	10	20	10	30	40	0.1	1.1
※植物性脂肪39%	25		10	20	10	50	60	0.2	1.7
バター	15	大さじ1 12g	……	……	……	……	110	0.3	0.1
無塩バター	15		……	……	……	……	……		0.1
マーガリン ※ソフトタイプ	15	大さじ1 12g	……	……	……	……	80	0.2	0.1
※ファットスプレッド	15		……	……	……	……	60	0.2	……
マヨネーズ ※全卵型	15	小さじ1 4g 大さじ1 12g	……	……	……	……	100	0.3	0.2
※卵黄型	15		……	……	……	10	140	0.4	0.4
牛脂	10		0	0	0	0	0		……
ラード	10	大さじ1 12g	0	0	0	0	0		0
ルウ・カレー	20	1人前25g	……	60	20	20	840	2.1	1.3
〃 ・ハヤシ	20	1人前25g	0	30	10	10	840	2.1	1.2

※すべての食品のエネルギーは100kcalです

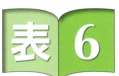

表6 油脂
食品100kcal当りの目安

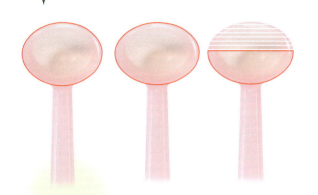

植物油 100 kcal・10 g
（小さじ2 1/2）

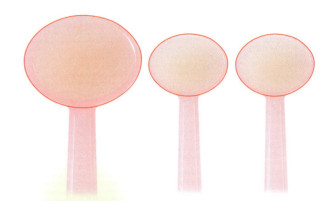

フレンチドレッシング 100 kcal・25 g
（大さじ1と小さじ2）

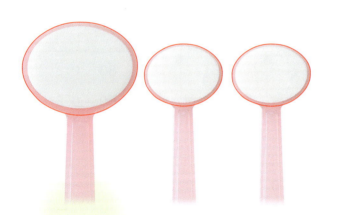

生クリーム（高脂肪）100 kcal・25 g
（大さじ1と小さじ2）

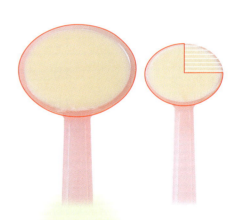

バター 100 kcal・15 g
（大さじ1と小さじ3/4）

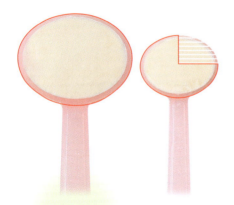

マヨネーズ 100 kcal・15 g
（大さじ1と小さじ3/4）

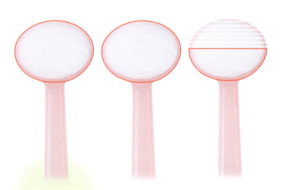

ラード 100 kcal・10 g
（小さじ2 1/2）

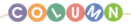

調味料の計量目安

日常よく使う調味料は，計量の目安量を覚えておきましょう

みそ，砂糖，粉などの計量

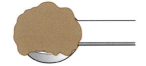

すきまなくつめる

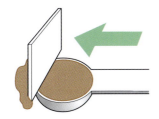

へらで垂直にすりきる

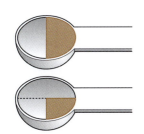

1/2杯，1/4杯は直角にとる

液体の計量

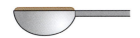

盛り上がるまで満たす

食品名	小さじ1 (5mL)	大さじ1 (15mL)	カップ1 (200mL)
食塩	6g	18g	240g
酢	5g	15g	200g
酒	5g	15g	200g
みそ	6g	18g	230g
しょうゆ	6g	18g	230g
みりん	6g	18g	230g
ウスターソース	6g	18g	240g
とんかつソース	6g	18g	240g
油	4g	12g	180g
バター	4g	12g	180g
マーガリン	4g	12g	180g
ラード	4g	12g	170g
マヨネーズ	4g	12g	190g
ドレッシング	5g	15g	200g
トマトケチャップ	5g	15g	230g
トマトピューレー	5g	15g	210g
砂糖（上白糖）	3g	9g	130g
グラニュー糖	4g	12g	180g
はちみつ	7g	21g	280g
粉あめ	2g	6g	80g
ジャム	7g	21g	250g
マーマレード	7g	21g	270g
小麦粉	3g	9g	110g
パン粉（乾）	1g	3g	40g
かたくり粉	3g	9g	130g
ベーキングパウダー	4g	12g	150g
コーンスターチ	2g	6g	100g
粉ゼラチン	3g	9g	130g
上新粉	3g	9g	130g
白玉粉	2g	6g	100g
牛乳	5g	15g	210g
脱脂粉乳	2g	6g	90g
生クリーム	5g	15g	200g
粉チーズ	2g	6g	90g
カレー粉	2g	6g	80g
からし粉	2g	6g	90g
わさび粉	2g	6g	70g
きな粉	2g	6g	80g
ピーナッツバター	6g	18g	230g
ごま	3g	9g	120g
練りごま	5g	15g	210g

表6

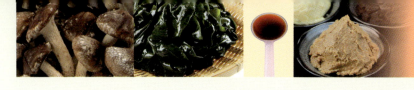

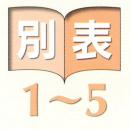

別表1~5

食事を豊かにする食品，気をつけてとる食品

きのこ・海藻・こんにゃく
嗜好飲料，菓子，調味料，調理加工食品

1回当りの標準使用量で表示

食事を豊かにする食品，気をつけてとる食品

別表は食事を豊かにする食品グループですが，気をつけてとらなければならない食品も含んでいます．

- **別表1** きのこ・海藻・こんにゃく
- **別表2** 嗜好飲料〈アルコール飲料ほか〉〈茶・コーヒーほか〉
- **別表3** 菓子
- **別表4** 調味料
- **別表5** 調理加工食品

別表の食品を選ぶときの注意

別表1 きのこ・海藻などの炭水化物，たんぱく質は，食事として摂取しても吸収されにくいので，たんぱく質，エネルギーは計算しなくてもよいでしょう．ただし，きのこ・海藻には，カリウムが多く含まれていますので，使用量には十分注意しましょう．

別表2 アルコール飲料などの嗜好品は，病態によってはひかえる必要もあります．医師・管理栄養士の指示に従って使用してください．

別表3 菓子・菓子パンなどのおやつで，不足エネルギーを補うために必要な食品です．栄養表示を参照し，たんぱく質量，食塩量などには十分注意してください．とくにたんぱく質や食塩を多く含む食品では，含有量を色文字にして注意を喚起しています．

別表4 調味料です．食塩量に注意してください（p.79，80）．食塩調整食品も多数市販されていますが，必ず栄養表示されたものを使用しましょう．なお，みそはたんぱく質を多く含みますので，10gを超える場合は，表4としてたんぱく質を計算したほうがよいでしょう．ただし，食塩含有量も多いので，使用量には十分注意してください．表中では，食塩のとくに多い食品の食塩含有量を色文字にして注意を喚起しています．

別表5 調理加工食品です．調理済み食品も多数市販されていますが，必ず栄養表示されたものを使用してください．たんぱく質や食塩が高い食品では，含有量を色文字にして注意を喚起しています．

食品名	1回当りの使用量 g	目安	1回の使用量当り					備考		
			水分 g	カリウム mg	カルシウム mg	リン mg	ナトリウム mg	食塩 g	エネルギー kcal	たんぱく質 g

別表1　きのこ・海藻・こんにゃく

きのこ

食品名	1回当りの使用量 g	目安	水分 g	カリウム mg	カルシウム mg	リン mg	ナトリウム mg	食塩 g	エネルギー kcal	たんぱく質 g
えのきたけ	10	1束80～100g	10	30	0	10	0	……		0.3
エリンギ	20		20	70	0	20	0			0.6
黒きくらげ（乾）	2		0	10	……	……	……			0.1
しいたけ ※菌床栽培	20	中1枚10g	20	60	0	20	0			0.6
干ししいたけ	2	中1枚2g	0	40	0	10	0			0.4
なめこ	20	1カップ150g	20	50	……	10	0			0.3
ひらたけ	20		20	70	0	20	0			0.7
ぶなしめじ	20		20	80	0	20	0			0.5
まいたけ	20		20	50	0	10	0			0.4
マッシュルーム	20	中1個10g	20	70	……	20	……			0.6
まつたけ	20	中1本40g	20	80	……	10	0			0.4

海藻

食品名	1回当りの使用量 g	目安	水分 g	カリウム mg	カルシウム mg	リン mg	ナトリウム mg	食塩 g	エネルギー kcal	たんぱく質 g
あおのり（乾）	0.2		0	10	……	……	10			0.1
かんてん	1	角1本7g	0	……	10	0	……			……
粉かんてん	1		0	0	……	0	……			……
こんぶ（乾）※まこんぶ	5		0	310	40	10	140	0.4	10	0.4
※おぼろ・とろろこんぶ	5		……	240	30	10	110	0.3	10	0.3
ところてん	50		50	……	……	……	……			0.1
とさかのり ※赤とさか；塩蔵，塩抜き	20		20	10	10	0	50	0.1		0.3
のり（焼き）	2	1枚3g	0	50	10	10	10			0.8
〃（味付け）	2	1袋（5枚）2g	……	50	……	10	30	0.1	10	0.8
ひじき（乾）※ステンレス釜製	5	1カップ50g	0	320	50	……	90	0.2	10	0.5
もずく ※塩蔵，塩抜き	20		20	0	……	……	20			……
わかめ ※湯通し塩蔵，塩抜き，市販名：生わかめ	10		10	……	……	……	50	0.1		0.2
〃（乾）	3		0	160	20	10	200	0.5		0.4
めかぶわかめ	10		10	10	10	……	20			0.1

こんにゃく

食品名	1回当りの使用量 g	目安	水分 g	カリウム mg	カルシウム mg	リン mg	ナトリウム mg	食塩 g	エネルギー kcal	たんぱく質 g
こんにゃく	50	大1枚250g	50	20	20	……	10			0.1
しらたき ※別名：糸こんにゃく	40	中1玉150g	40	……	30	……	……			0.1

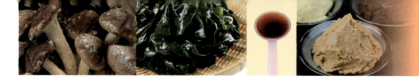

食品名	1回当り の使用量 g	目安	1回の使用量当り					備考		
			水分 g	カリウム mg	カルシウム mg	リン mg	ナトリウム mg	食塩 g	エネルギー kcal	たんぱく質 g

別表2　嗜好飲料

アルコール飲料ほか

食品名	1回当りの使用量 g	目安	水分 g	カリウム mg	カルシウム mg	リン mg	ナトリウム mg	食塩 g	エネルギー kcal	たんぱく質 g
梅酒	30	大さじ2	20	10	0	……	……		50	……
ウイスキー	30	シングル1杯	20	0	0	0	……		70	0
紹興酒	50		40	30	10	20	10		60	0.9
しょうちゅう（25度）※乙類	90	カップ1/2	70	0	0	0	0		130	0
ジン（47度）	30	シングル1杯	20	0	0	0	0		90	0
清酒	180	1合	150	10	10	10	……		200	0.7
酒かす	20	かす汁1人分	10	10	……	……	……		50	3.0
発泡酒	350	小1缶	320	50	10	30	……		160	0.4
ビール	350	小1缶	320	120	10	50	10		140	1.1
ノンアルコールビール	350		350	30	10	30	10		20	0.4
ブランデー	30	ブランデーグラス1	20	0	0	0	……		70	0
ワイン（白）	60	ワイングラス1	50	40	……	10	……		40	0.1
〃 （赤）	60	ワイングラス1	50	70	……	10	……		40	0.1

茶・コーヒーほか

食品名	1回当りの使用量 g	目安	水分 g	カリウム mg	カルシウム mg	リン mg	ナトリウム mg	食塩 g	エネルギー kcal	たんぱく質 g
ウーロン茶 ※浸出液	150		150	20	……	……	……		0	0
紅茶 ※浸出液	150		150	10	……	……	……			0.2
麦茶 ※浸出液	120		120	10	……	……	……			0
緑茶（玉露）※浸出液	120		120	410	……	40	……		10	1.6
〃 （せん茶）※浸出液	120		120	30	……	……	……			0.2
〃 （ほうじ茶）※浸出液	120		120	30	……	……	……		0	0
〃 （玄米茶）※浸出液	120		120	10	……	……	……			
〃 （抹茶）	1		0	30	……	……	0			0.3
コーヒー（インスタント）	3	小さじ1　2g	0	110	……	10	……		10	0.4
〃 （レギュラー）※浸出液	150		150	100	……	10	……		10	0.3
ココア（ピュア）	3	小さじ1　2g	0	80	……	20	0		10	0.6
〃 （ミルク）	10	大さじ1　6g	0	70	20	20	30	0.1	40	0.7
甘酒	150	茶わん1	120	20	……	30	90	0.3	120	2.6
昆布茶（粉末）	3		0	20	……	……	570	1.5	……	0.2

別表3　菓子

食品名	1回当りの使用量 g	目安	1回の使用量当り					備考		
			水分 g	カリウム mg	カルシウム mg	リン mg	ナトリウム mg	食塩 g	エネルギー kcal	たんぱく質 g

生・半生和菓子

食品名	1回当りの使用量 g	目安	水分 g	カリウム mg	カルシウム mg	リン mg	ナトリウム mg	食塩 g	エネルギー kcal	たんぱく質 g
甘納豆（あずき）	20		10	20	……	20	10		60	1.1
今川焼き	60	1個	30	30	10	30	40	0.1	130	2.7
ういろう	30		20	10	……	10	0		50	0.3
うぐいすもち	40	1個40～50g	20	20		20	10		100	1.4
かしわもち	50	1個	20	20		20	30	0.1	100	2.0
カステラ	50	1切れ	10	40	10	50	30	0.1	160	3.1
かるかん	50	1個	20	60		20			120	1.1
ぎゅうひ	10		……	0	0	……	0		30	0.1
草もち	50	1個40～50g	20	20	10	30	10		110	2.1
くしだんご（あん）	60	1串	30	30		30	10	0.1	120	2.3
〃　　　（しょうゆ）	60	1串	30	40		30	150	0.4	120	1.9
ささだんご	60		20	60	10	30	20	0.1	140	2.3
さくらもち ※小麦粉皮	40	1個40～50g	20	10	……	10	20		100	1.8
※道明寺種皮	40	1個40～50g	20	10		10	10		80	1.4
だいふくもち	50	1個	20	20	10	30	20	0.1	120	2.4
どら焼き	70	1個70～90g	20	80	20	60	100	0.3	200	4.6
生やつはし	20		10	20		10			60	0.9
ねりきり	50	1個	20	20	10	20			130	2.7
まんじゅう（カステラ）	40	1個	10	30	10	30	20		120	2.6
〃　　　（くり）	40	1個40～50g	10	20		30	10		120	2.4
〃　　　（蒸し）	40	1個40～50g	10	20	10	20	30	0.1	100	2.0
もなか	50	中1個40～50g	10	20	10	20	……		140	2.4
ゆべし ※くるみ入り	30	1個	10	20		10	70	0.2	100	0.7
ようかん（練り）	30	1切れ30～50g	10	10		10			90	1.1
〃　　　（みず）	50	1個50～90g	30	10	10		30	0.1	90	1.3
〃　　　（蒸し）	50	1切れ40～60g	20	20	10	20	40	0.1	120	2.2

干和菓子

食品名	1回当りの使用量 g	目安	水分 g	カリウム mg	カルシウム mg	リン mg	ナトリウム mg	食塩 g	エネルギー kcal	たんぱく質 g
かりんとう（黒）	20	3個10～20g	……	60	10	10			90	1.5
〃　　　（白）	20	5～6個		10		10	0		90	1.9

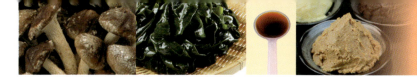

食品名	1回当りの使用量 g	目安	1回の使用量当り					備考		
			水分 g	カリウム mg	カルシウム mg	リン mg	ナトリウム mg	食塩 g	エネルギー kcal	たんぱく質 g
ごかぼう	20		……	110	10	30	0		80	2.1
せんべい（あられ） ※米菓	10	20粒	0	20	……	20	70	0.2	40	0.8
〃　　　（揚げ）	10	1枚	0	10	……	10	50	0.1	50	0.6
〃　　　（甘辛）	10	1枚10〜15g	0	10	……	10	50	0.1	40	0.7
〃　　　（塩）	10	1枚10〜20g		10	……	10	80	0.2	40	0.8
小麦粉せんべい（いそべ） ※別名：鉱泉せんべい	20	大1枚	……	10	……	10	100	0.3	80	0.9
〃　　　（南部） ※ごま	15	1枚	……	30	40	20	70	0.2	60	1.7
ボーロ（衛生）	10	20個5g	0	……	……	10	……		40	0.3
〃　（そば）	30			40	10	30	40	0.1	120	2.3
八つ橋	30		……	10	……	20	0		120	1.0
らくがん	20		……	……	……	……	0		80	0.5

中華菓子

食品名	1回当りの使用量 g	目安	水分 g	カリウム mg	カルシウム mg	リン mg	ナトリウム mg	食塩 g	エネルギー kcal	たんぱく質 g
げっぺい	60	1個	10	40	20	40	30	0.1	210	3.1
中華まんじゅう（あん）	80	1個	30	50	40	50	10		220	4.9
〃　（肉）	80	1個	30	250	20	70	370	1.0	210	8.0

生・半生洋菓子・菓子パン

食品名	1回当りの使用量 g	目安	水分 g	カリウム mg	カルシウム mg	リン mg	ナトリウム mg	食塩 g	エネルギー kcal	たんぱく質 g
アップルパイ	100	1個100〜120g	50	60	10	30	260	0.7	300	4.0
カスタードプディング	80	1個80〜100g	60	110	60	90	50	0.2	100	4.4
シュークリーム	60	1個60〜80g	30	70	50	90	60	0.1	140	3.6
ショートケーキ	70	1個	20	60	20	80	60	0.1	230	5.0
ゼリー・オレンジ ※ゼラチンゼリー	80	1個80〜110g	60	140	10	10	……		70	1.7
〃　・コーヒー	70	1個70〜90g	60	30	……	……	……		30	1.1
〃　・ミルク	70	1個70〜90g	50	110	80	60	30	0.1	80	3.0
チーズケーキ（ベイクド）	70	1個	30	60	40	70	130	0.4	220	6.0
〃　（レア）	70	1個	30	70	70	50	140	0.4	250	4.1
デニッシュペストリー	80	1個	20	70	10	50	300	0.7	230	5.6
ドーナッツ（ケーキ）	50	1個	10	60	20	50	80	0.2	190	3.6
バターケーキ ※マドレーヌなど	50	1個30〜50g	10	40	10	40	120	0.3	220	2.9
ババロア	50	小1個	30	40	40	70	30	0.1	110	2.8

食品名	1回当りの使用量 g	目安	1回の使用量当り					備考		
			水分 g	カリウム mg	カルシウム mg	リン mg	ナトリウム mg	食塩 g	エネルギー kcal	たんぱく質 g
ワッフル ※カスタードクリーム入り	50	小1個	20	80	50	80	30	0.1	130	3.7
マロングラッセ	20	1個	……	10	……	……	10		60	0.2
あんパン	80	1個	30	60	20	60	220	0.6	220	6.3
カレーパン	80	1個	30	100	20	70	390	1.0	260	5.3
クリームパン	80	1個	30	100	40	100	280	0.7	240	8.2
ジャムパン	80	1個	30	80	20	50	250	0.6	240	5.3
チョココロネ	80	1個	30	130	60	80	270	0.7	270	5.7
メロンパン	80		20	90	20	70	170	0.4	290	6.4

焼き菓子・スナック菓子

食品名	1回当りの使用量 g	目安	水分 g	カリウム mg	カルシウム mg	リン mg	ナトリウム mg	食塩 g	エネルギー kcal	たんぱく質 g
ウエハース	10	1枚2g	0	10	……	10	50	0.1	50	0.8
〃 （クリーム入り）	10		0	10	……	……	40	0.1	50	0.6
クラッカー（オイルスプレー）	15	1枚3g	0	20	30	30	90	0.2	70	1.3
〃 （ソーダ）	15	1枚3g	0	20	10	10	110	0.3	60	1.6
サブレ（クッキー）	20	1枚10～20g	……	20	10	20	10		90	1.2
ビスケット（ハード）	10	1枚5～10g	0	10	30	10	30	0.1	40	0.8
〃 （ソフト）	10		0	10	……	10	20	0.1	50	0.6
小麦粉あられ	10		0	10	……	10	70	0.2	50	0.8
コーンスナック	10	1袋80～100g	0	10	10	10	50	0.1	50	0.5
ポテトチップス	10	1袋80～100g	0	120	……	10	40	0.1	60	0.5
〃 （成形）	10	1枚2g	0	90	……	10	40	0.1	50	0.6

キャンデー・チョコレート

食品名	1回当りの使用量 g	目安	水分 g	カリウム mg	カルシウム mg	リン mg	ナトリウム mg	食塩 g	エネルギー kcal	たんぱく質 g
キャラメル	15	4粒	……	30	30	20	20	0.1	60	0.6
バタースコッチ	15	3～4個	0	……	0	0	20	0.1	60	0
マシュマロ	10	1～2個	……	0	0	0	……		30	0.2
チョコレート ・ミルク	20	1枚50g	0	90	50	50	10		110	1.4
〃 ・ホワイト	20	1枚50g	0	70	50	40	20		120	1.4
〃 ・アーモンド	20		0	110	50	60	10		120	2.3
〃 菓子 ※カバーリングチョコレート	20		0	60	30	40	30	0.1	100	1.4

その他

食品名	1回当りの使用量 g	目安	水分 g	カリウム mg	カルシウム mg	リン mg	ナトリウム mg	食塩 g	エネルギー kcal	たんぱく質 g
カスタードクリーム	10		10	10	10	20	……		20	0.5
しるこ（こしあん）	150		70	40	20	60			320	7.1
〃 （つぶしあん）	150		80	180	20	80	60	0.2	270	6.3

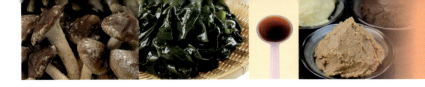

食品名	1回当りの使用量 g	目安	1回の使用量当り					備考		
			水分 g	カリウム mg	カルシウム mg	リン mg	ナトリウム mg	食塩 g	エネルギー kcal	たんぱく質 g

別表4　調味料

調味料

食品名	1回当りの使用量 g	目安	水分 g	カリウム mg	カルシウム mg	リン mg	ナトリウム mg	食塩 g	エネルギー kcal	たんぱく質 g
イースト（乾）※パン酵母	1		0	20	0	10	……		……	0.4
オイスターソース ※別名：かき油	5	小さじ1	……	10		10	230	0.6	10	0.4
かつお・こんぶだし	100		100	60		10	30	0.1		0.3
かつおだし	100		100	30		20	20	0.1		0.5
鶏がらだし	100		100	70		20	30	0.1	10	1.1
洋風だし	100		100	110		40	180	0.5	10	1.3
中華だし	100		100	90		40	20	0.1		0.8
だしの素 ※顆粒風味調味料	1	煮物，みそ汁のだし1杯分 0.8〜1.3g	0	……	0	……	160	0.4		0.2
コンソメ（乾燥）※ブイヨン；固形，顆粒	1	小さじ1　4g	0	……	0		170	0.4		0.1
中華だし　※顆粒	1		0	10			190	0.5		0.1
しょうゆ（濃口）	10	小さじ1　6g	10	40		20	570	1.5	10	0.8
〃　　（薄口）	10	小さじ1　6g	10	30		10	630	1.6	10	0.6
だししょうゆ	10		10	20		10	290	0.7		0.4
酢（穀物酢）	10	小さじ1　5g	10	0	0	0	……			……
バルサミコ酢	10		10	10					10	0.1
ソース（ウスター）	10	小さじ1　6g	10	20	10	……	330	0.8	10	0.1
〃　（とんかつ）	10	小さじ1　6g	10	20	10		220	0.6	10	0.1
豆板醤（トウバンジャン）	3	小さじ1　7g	……	10			210	0.5		0.1
トマトケチャップ	10	小さじ1　5g	10	50			130	0.3	10	0.2
トマトピューレー	10	小さじ1　5g	10	50			……			0.2
トマトソース	10		10	30			20	0.1		0.2
チリソース	2	小さじ1　5g	……	10			20	0.1		……
ノンオイル和風ドレッシング	10	小さじ1　5g	10	10		10	290	0.7	10	0.3
ベーキングパウダー	1	小さじ1　4g	0	40	20	40	70	0.2	0	0
カレー粉	2	小さじ1　2g	0	30	10	10	……		10	0.3
ゼラチン	1	小さじ1　3g	0	0	0					0.9
み　そ（米みそ）※甘みそ	10	小さじ1　6g	……	30	10	10	240	0.6	20	1
※淡色辛	10	小さじ1　6g		40	10	20	490	1.2	20	1.3
※赤色辛	10	小さじ1　6g		40	10	20	510	1.3	20	1.3
みりん（本みりん）	5	小さじ1　6g		0	0	0	0		10	
みりん風味調味料	5	小さじ1　6g		0	0	0			10	
めんつゆ　※三倍濃縮	20		10	40		20	780	2.0	20	0.9

別表 4　調味料

　調味料に含まれる食塩の量は，食塩1gに相当する調味料の分量で覚えておくと便利です．しょうゆやみそだけでなく，ドレッシングやトマトケチャップなどのソース類にもかなりの食塩が含まれています．計量スプーンによって計量して使う習慣をつけましょう．減塩調味料（＊印）は，治療用特殊食品（p.82）の食塩調整食品（p.87）に分類されます．

食塩1gに相当する　しょうゆ・みそ

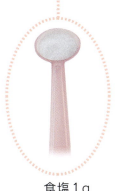
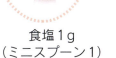

食塩1g
（ミニスプーン1）

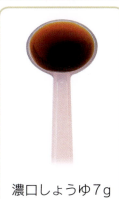

濃口しょうゆ7g
（小さじ1強）

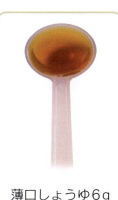

薄口しょうゆ6g
（小さじ1）

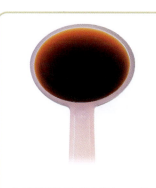

食塩濃度5％減塩しょうゆ＊
20g（大さじ1強）

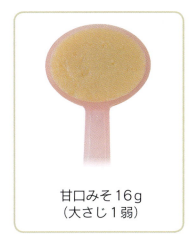

甘口みそ16g
（大さじ1弱）

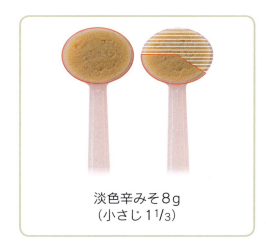

淡色辛みそ8g
（小さじ1 1/3）

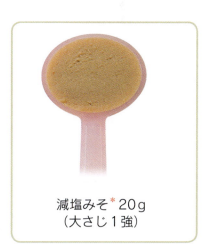

減塩みそ＊20g
（大さじ1強）

食塩のミニパック

0.3g，0.5g，1gの正確な量を知ることができ，計量の手間が省けます．

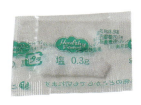
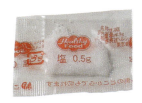
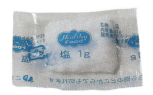

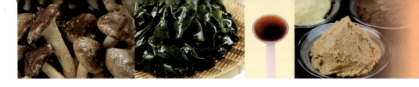

食塩1gに相当する　ソース・だし類

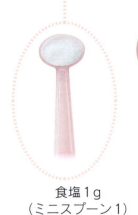

食塩1g
（ミニスプーン1）

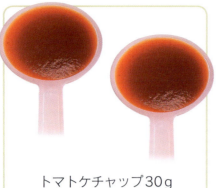

トマトケチャップ30g
（大さじ2）

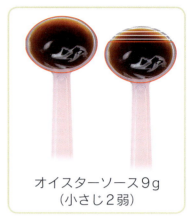

オイスターソース9g
（小さじ2弱）

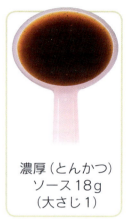

濃厚（とんかつ）
ソース18g
（大さじ1）

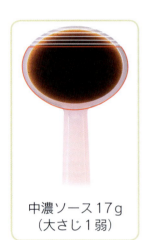

中濃ソース17g
（大さじ1弱）

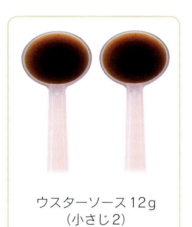

ウスターソース12g
（小さじ2）

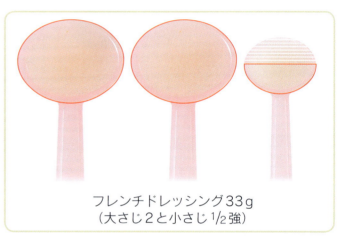

フレンチドレッシング33g
（大さじ2と小さじ1/2強）

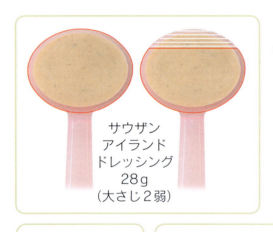

サウザン
アイランド
ドレッシング
28g
（大さじ2弱）

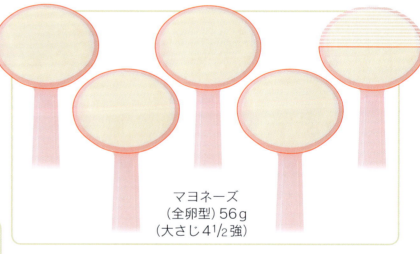

マヨネーズ
（全卵型）56g
（大さじ4 1/2強）

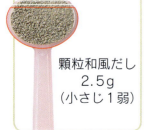

顆粒和風だし
2.5g
（小さじ1弱）

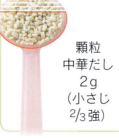

顆粒
中華だし
2g
（小さじ
2/3強）

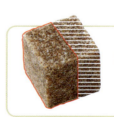

固形コンソメ2.3g
（1個4gの1/2強）

食品名	1回当りの使用量 g	目 安	1回の使用量当り					備 考		
			水分 g	カリウム mg	カルシウム mg	リン mg	ナトリウム mg	食塩 g	エネルギー kcal	たんぱく質 g

別表5　調理加工食品

調理加工食品

食品名	1回当りの使用量 g	目 安	水分 g	カリウム mg	カルシウム mg	リン mg	ナトリウム mg	食塩 g	エネルギー kcal	たんぱく質 g
えびフライ（冷凍）	15	1尾	10	10	10	10	50	0.1	20	1.5
カレー（缶詰，レトルト）	200	1人分 150～200g	160	320	40	90	1,000	2.6	240	6.6
ギョウザ（冷凍）	20	1個15～20g	10	40	10	10	100	0.2	40	1.4
グラタン（えび，冷凍）	150	1人分 150～200g	110	140	100	110	530	1.4	200	7.2
コーンクリームスープ（粉末）	20	1人分10～20g	0	90	20	40	560	1.4	90	1.6
〃（缶詰，レトルト）	200	1人分 150～200g	170	240	60	90	560	1.4	170	4.0
コロッケ（冷凍）※クリームタイプ	25	俵型小1個	20	40	10	20	70	0.2	40	1.2
※ポテトタイプ	60	1個	40	180	10	40	170	0.4	100	2.8
シチュー（缶詰，レトルト）	200	1人分 150～200g	160	420	30	110	580	1.4	240	12.0
シュウマイ（冷凍）	15	1個	10	30	……	10	80	0.2	30	1.4
白身魚フライ（冷凍）	40		30	100	20	40	140	0.4	60	4.6
ハンバーグ（冷凍）	60	小型1個	40	140	20	70	290	0.7	130	8.0
ピラフ（冷凍）	250	1人分 200～250g	160	190	30	150	930	2.3	400	9.5
フライドポテト	30	付け合わせ1人分	20	200	……	10	……		70	0.9
マーボーどうふの素（レトルト）	80	1袋 150～200g	60	40	10	30	1,100	2.9	90	3.4
ミートソース（缶詰，レトルト）	100	1人分 75～150g	80	250	20	50	610	1.5	100	3.8
ミートボール（冷凍）	20	1個	10	40	……	20	100	0.3	50	2.3
メンチカツ（冷凍）	50	1個40～50g	30	110	20	50	210	0.6	100	5.0

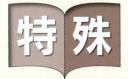

治療用特殊食品

　腎臓病の治療食のうち，とくに腎不全期の食事は，低たんぱく質・高エネルギー食であることが不可欠の条件になっています．しかし，この条件を満たすことは容易でなく，そのため治療用の特殊食品がいままでに多数開発され，市販されるようになっています．腎不全の食事療法が進歩したのは，これらの特殊食品のおかげといってもよいでしょう．

　本書では，これらを治療用特殊食品という固有の名称を付け，エネルギー調整食品，たんぱく質調整食品，食塩調整食品，リン調整食品に分けています．

エネルギー調整食品

　エネルギー不足を補うことを目的とする食品で，エネルギー源として炭水化物またはでんぷん類を主成分とするもの，油脂類を主成分とするものとがあります．粉あめは，でんぷんを分解して得られた甘みの少ない糖分（低甘味ブドウ糖重合体）です．でんぷん類を主成分とするものには，もち，粉，めんなどがあります．また，体内で速やかに分解されエネルギーとなる中鎖脂肪酸（MCT）を使用した食品として，油脂，粉末，ゼリー，菓子類などがあります．

たんぱく質調整食品

　主食のたんぱく質含有量を減らすことを目的とする食品です．米飯，めん，パンなどがあります．

食塩調整食品

　各種の減塩調味料類があります．

リン調整食品

　高リン血症のとき利用されますが，たんぱく質制限はリン制限にもつながりますので，基本的には適切なたんぱく質制限が重要になります．

＊治療用特殊食品の成分値は，原則的には凡例（p.ⅷ）に基づいて数値を丸めています．
　本表に収載の治療用特殊食品の問い合わせ先は，p.90に掲載してあります．

食品名	重量 g	たんぱく質 g	水分 g	カリウム mg	カルシウム mg	リン mg	ナトリウム mg	食塩相当量 g	エネルギー kcal	製造および販売（食品目安）
エネルギー調整食品										
でんぷん糖										
粉飴	13	0	……	0	—	0	—	0	50	ハーバー研究所（1包13g）
油脂										
マクトンオイル	100	0	—	—	—	—	—	0	900	キッセイ薬品工業（1缶450g）
マクトンゼロパウダー	13	0	0	0	……	0	—	0	100	〃（1包12.7g）
日清MCTパウダー	13	0	0	0	……	0	……	0	100	日清オイリオグループ（1包13g）
粉										
グンプン でんぷん小麦粉	100	0.3	10	……	10	50	10	0	350	グンプン（1袋1kg）
ジンゾウ先生の でんぷん薄力粉	100	0.2	10	10	……	30	70	0.2	360	オトコーポレーション（1袋1kg）
ジンゾウ先生のでんぷんホットケーキミックス	100	0	10	……	……	30	230	0.6	380	〃（1袋1kg）
もち										
グンプン でんぷんもち	45	0.1	20	……	—	10	10	0	90	グンプン（1個45g）
めん										
ジンゾウ先生の でんぷん細うどん	100	0.3	20	10	—	20	180	0.5	310	オトコーポレーション（1袋100g）
ジンゾウ先生の でんぷんきしめん	100	0.1	30	10	—	20	10	0	280	〃（1袋100g）
ジンゾウ先生の でんぷん生ラーメン	100	0.2	30	10	—	20	30	0.1	280	〃（1袋100g）
ジンゾウ先生の でんぷん生パスタ	100	0.1	30	……	—	20	260	0.7	290	〃（1袋100g）
ジンゾウ先生の でんぷんノンフライ麺	85	0.3	10	20	—	60	50	0.1	310	〃（1袋85g）
ゼリー・ムース										
粉飴ゼリー（オレンジ味）	82	0	40	……	—	……	……~10	0	160	ハーバー研究所（1個82g）
おいしくサポート エネルギーゼリー（りんご味）	98	0	60	……	0	……	60	0.2	160	ハウスギャバン（1個98g）

食品名	重量 g	たんぱく質 g	水分 g	カリウム mg	カルシウム mg	リン mg	ナトリウム mg	食塩相当量 g	エネルギー kcal	製造および販売（食品目安）
カップアガロリー（マスカット）	83	0	50	0～10	100	0～	0	0	150	キッセイ薬品工業（1個83g）
スティックゼリーカロリータイプ（ヨーグルト風味）	15	0	……	……	……	0	……	0	80	林兼産業（1個15g）
エネビットゼリー	150	0	100	20	10	10	10	0	200	ニュートリー（1個150g）
ニューマクトンプチゼリー（メロン）	25	0	10	……	……	0	—	0	50	キッセイ薬品工業（1個25g）
MCT入りミニゼリーミックスピンク	25	0	10	……	0	0	10	0	50	日清オイリオグループ（1個25g）
ムースアガロリー（バナナ味）	67	0.2	40	20	—	10	20	0	160	キッセイ薬品工業（1個67g）
粉飴ムース	52	0	30	……	—	0～	……	0	160	ハーバー研究所（1個52g）
エネプリン（マンゴー味）	40	0	30	20	—	……	……	0	110	日清オイリオグループ（1個40g）

飲 料

食品名	重量	たんぱく質 g	水分 g	カリウム mg	カルシウム mg	リン mg	ナトリウム mg	食塩相当量 g	エネルギー kcal	製造および販売（食品目安）
元気ジンジン（アップル）	100 mL	0	80	10	100	……	……	0	130	ヘルシーフード（1個100mL）
ハイカロ160（みかんドリンク）	125 mL	0	100	0	60	0	0	0	160	キユーピー（1個125mL）
レナウェルA（エース）	125 mL	0.8	90	20	10	20	60	0.2	200	ニュートリー（1個125mL）
明治リーナレンLP	125 mL	2	90	60	60	40	60	0.2	200	明治（1個125mL）
レナジーbit（ビット）	125 mL	0.9	100	0～10	……	10～20	50	0.1	150	クリニコ（1個125mL）

菓 子

食品名	重量 g	たんぱく質 g	水分 g	カリウム mg	カルシウム mg	リン mg	ナトリウム mg	食塩相当量 g	エネルギー kcal	製造および販売（食品目安）
丸型ニューマクトンビスキー（バター・紅茶・モカ）	19	0.5	0	10	……	10	—	0	100	キッセイ薬品工業（1袋2枚で18.6g）
グンプンのクッキー（ココナッツ味）	6	0	0	10	……	……	10	0	30	グンプン（1個6g）
ニューマクトンクッキー（バナナ味）	9	0.3	0	……	……	……	……	0	50	キッセイ薬品工業（1個9.3g）
カルシウムウエハース（バニラ味）	7	0.3	0	10	200	10	……	……	30	ヘルシーフード（1枚6.5g）
グンプンでんぷんボーロ	12	0.1	……	—	……	10	……	0	50	グンプン（1袋12g）
ココリンたんぱく調整シュークリーム（プレーン）	25	0.5	10	10	……	10	20	0.1	80	サンラヴィアン（1個25g）
たんぱく調整チョコレート	5	0.1	……	10	……	……	……	0	30	名糖産業（1枚5.3g）

食品名	重量 g	たんぱく質 g	水分 g	カリウム mg	カルシウム mg	リン mg	ナトリウム mg	食塩相当量 g	エネルギー kcal	製造および販売（食品目安）
たんぱく質調整 純米せんべい（サラダ味）	16	0.2	—	20	……	10	20	0.1	100	木徳神糧 （5枚約16g）
やわらかおかき （うす塩味）	7	0.2	0	……	20	……	60	0.1	40	フードケア （1袋約7g）
ジンゾウ先生の でんぷん焼えびせん	48	0.5	……	20	—	30	40	0.1	200	オトコーポレーション （1袋48g）
ジンゾウ先生の でんぷんクラコット	7	0	……	……	—	……	……	0	30	〃 （1枚7g）
越後のラスク （メープルシュガー）	30	0.1	—	……	……	……	—	0.2	170	バイオテックジャパン （1袋30g）

たんぱく質調整食品

米飯

食品名	重量 g	たんぱく質 g	水分 g	カリウム mg	カルシウム mg	リン mg	ナトリウム mg	食塩相当量 g	エネルギー kcal	製造および販売（食品目安）
1/40越後ごはん	150	0.1	90	0	—	20	—	0	230	木徳神糧 （1パック150g）
ゆめごはん 1/35トレー	180	0.1	110	0～……	10	20	0	0	300	キッセイ薬品工業 （1パック180g）
ピーエルシーごはん 1/25	180	0.2	110	……	……	30	……	0	300	ホリカフーズ （1パック180g）
1/25越後ごはん	180	0.2	110	0	10	20	……	0	290	木徳神糧 （1パック180g）
ゆめごはん 1/25トレー	180	0.2	110	0～……	10	30	……	0	290	キッセイ薬品工業 （1パック180g）
生活日記ごはん 1/25	180	0.2	100	0～10	—	10～30	0～20	……	310	ニュートリー （1パック180g）
そらまめ食堂 1/25ごはん	180	0.2	110	……	……	20	……	0	280	ヘルシーネットワーク （1パック180g）
サトウの低たんぱく ごはん 1/25	180	0.2	110	0	10	30	0	0	300	ハウスギャバン （1パック180g）
サトウの低たんぱく ごはん 1/25 かるめに一膳	155	0.2	90	0	10	20	0	0	250	ハウスギャバン （1パック155g）
ピーエルシーごはん 1/20	180	0.2	110	……	……	30	……	0	290	ホリカフーズ （1パック180g）
1/20越後ごはん	150	0.2	—	……	……	20	……	0	230	木徳神糧 （1パック150g）
1/12.5越後ごはん	180	0.4	—	……	……	10	……	0	280	〃 （1パック180g）
1/12.5プチ越後ごはん	128	0.3	80	……	……	10	……	0	200	〃 （1パック128g）
ピーエルシーごはん 1/10 魚沼産コシヒカリ	180	0.5	110	……	……	30	……	0	290	ホリカフーズ （1パック180g）
ゆめごはん 1/5	180	0.9	110	0～……	10	30	0	……	290	キッセイ薬品工業 （1パック180g）
たんぱく質を抑えた 金芽ロウカット玄米ごはん	150	1.0	……	……	10	30	……	0	240	ホリカフーズ （1パック150g）

食品名	重量 g	たんぱく質 g	水分 g	カリウム mg	カルシウム mg	リン mg	ナトリウム mg	食塩相当量 g	エネルギー kcal	製造および販売（食品目安）
米										
たんぱく質調整米 真粒米1/25	100	0.2	10	0	—	40	……	0	360	木徳神糧（1袋3kg）
越のげんた米	130	0.5	30	0～10	—	……～40	10	0	390	キッセイ薬品工業（1合パック130g）
1/12.5越後米粒タイプ	100	0.4	—	0～10	—	……～20	—	0	300	木徳神糧（1袋1kg）
もち										
グンプンの力餅	45	0.2	20	……		10	……	0	90	グンプン（1個45g）
パン										
越後の食パン	50	0.2	20	10	—	……	130	0.4	130	バイオテックジャパン（1枚約50g）
ゆめベーカリー たんぱく質調整食パン	100	0.5	40	20	10	30	30	0.1	260	キッセイ薬品工業（1枚約100g）
ゆめベーカリー たんぱく質調整丸パン	50	0.2	20	10		10	20	0.1	150	〃（1個約50g）
越後の丸パン	50	0.2	40	10	—	10	110	0.3	140	バイオテックジャパン（1個約50g）
まろやか食パン	50	1.5	20	20	—	20	90	0.2	160	タカキベーカリー（1枚50g）
めん										
げんた冷凍めん うどん風	200	0	130	0～10	60	30	10～30	0～0.1	290	キッセイ薬品工業（1個200g）
えがお満点うどん	100	2.1	—	50	—	50	10	0	370	三上製麺（1束100g）
そらまめ食堂 たんぱく質調整そうめん	80	0.2	10	20	10	40	10	0	300	ヘルシーネットワーク（1束80g）
げんたそば	100	2.4	—	90	10	50	……～10	0	350	キッセイ薬品工業（1袋100g）
げんたやきそば（即席ノンカップ麺，ソース・青のり付）	72	3.3	……	60	—	40	620	1.5	360	〃（めん65g，ソース7g）
アプロテンたんぱく調整 スパゲティタイプ	100	0.4	10	20		20	20	0.1	360	ハインツ日本（1袋490g）
アプロテンたんぱく調整 中華めんタイプ	100	0.4	10	20		20	20	0.1	360	〃（1箱245g）
アプロテンたんぱく調整 マカロニタイプ	100	0.4	10	20		20	20	0.1	360	〃（1袋490g）

食品名	重量 g	たんぱく質 g	水分 g	カリウム mg	カルシウム mg	リン mg	ナトリウム mg	食塩相当量 g	エネルギー kcal	製造および販売（食品目安）
粉										
T・T小麦粉	100	5.3	10	70	20	70	……	0	360	グンプン（1袋1kg）
T・Tホットケーキミックス	100	2.8	10	80	50	110	200	0.5	400	〃（1袋500g）
ジンゾウ先生のでんぷんパンミックス	100	0.2	10	10	—	40	290	0.7	370	オトコーポレーション（1袋320g）
グンプンきな粉	10	0.7	……	30	—	10	0	0	40	グンプン（1袋10g）
米パン粉	10	0.2	……	……	—	……	—	0.1	40	バイオテックジャパン（1袋150g）
食塩調整食品										
食塩濃度5%減塩しょうゆ	6 (5mL)	0.5	—	……		10	110	0.3	10	キッコーマン食品（1袋5mL）
減塩げんたしょうゆ	6 (5mL)	0.2	……	……		……	160	0.4	10	キッセイ薬品工業（1本500mL）
食塩分8%風味しょうゆ	2.5 (3mL)	0.1	……	10	0	……	100	0.3	……	ヘルシーフード（1袋3mL）
からだ想いだしわりつゆの素	6 (5mL)	0.3	……	10	……	……	190	0.5	10	キッコーマンニュートリケア・ジャパン（1本500mL）
げんたつゆ	6 (5mL)	0.3	……	10	……	10	210	0.5	10	キッセイ薬品工業（1袋5mL）
からだ想いだしわりぽんず	6 (5mL)	0.1	……	……	0	……	90	0.2	……	キッコーマンニュートリケア・ジャパン（1袋5mL）
塩分50%カットウスターソース	6 (5mL)	0.1	……	—	—	……	80	0.2	10	ブルドックソース（1本200mL）
減塩中濃ソース	6 (5mL)	0	……	20	……	……	30	0.1	10	キユーピー（1袋5mL）
食塩不使用ケチャップ	15 (15mL)	0.3	10	90	—	10	……	0	10	ハグルマ（1本290g）
減塩みそ	6 (小さじ1)	0.7	……	30	—	……	120	0.3	10	タケヤ（1パック450g）
リン調整食品										
低リンミルクL.P.K（粉末タイプ）	20	3	……	80	120	20	30	0.1	90	クリニコ（1本20g）
低リン乳	125 mL	4	110	130	110	50	110	0.3	80	いかるが牛乳（1個125mL）

特殊 治療用特殊食品

エネルギー調整食品

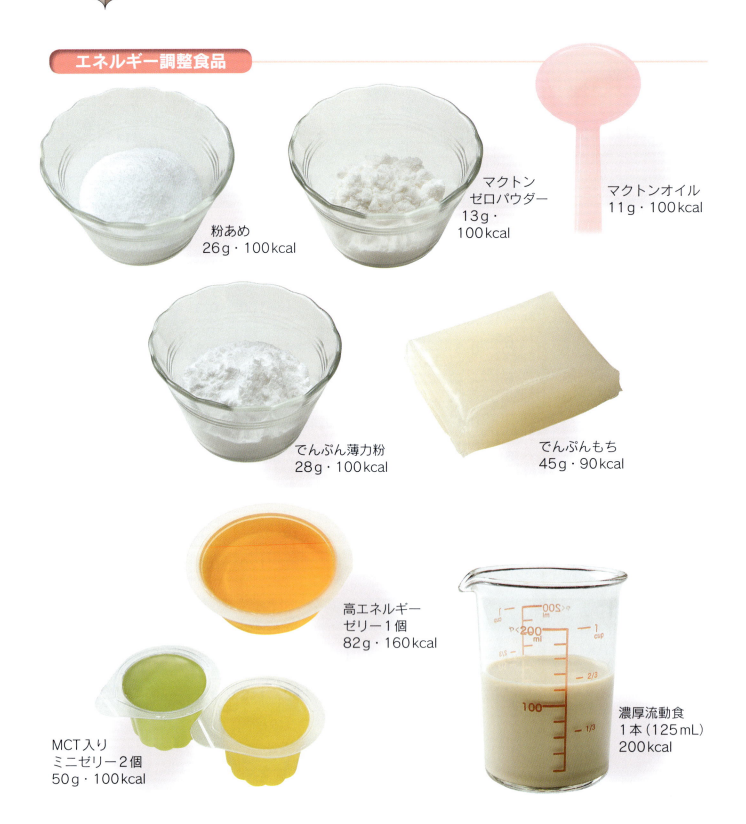

粉あめ
26g・100kcal

マクトンゼロパウダー
13g・100kcal

マクトンオイル
11g・100kcal

でんぷん薄力粉
28g・100kcal

でんぷんもち
45g・90kcal

高エネルギーゼリー1個
82g・160kcal

MCT入りミニゼリー2個
50g・100kcal

濃厚流動食
1本（125mL）
200kcal

たんぱく質調整食品

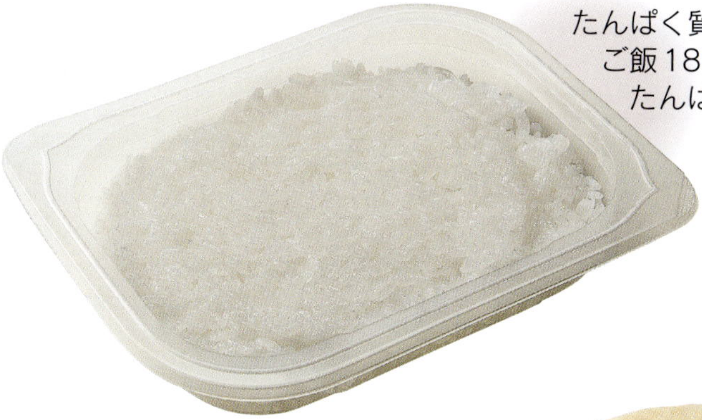

たんぱく質調整1/25
ご飯180g・
たんぱく質0.2g

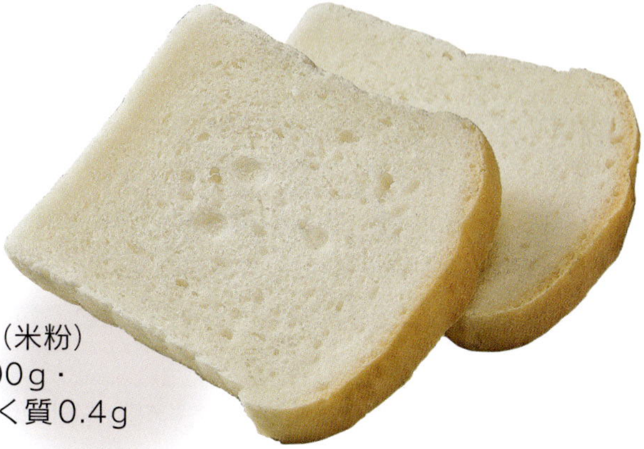

食パン（米粉）
2枚100g・
たんぱく質0.4g

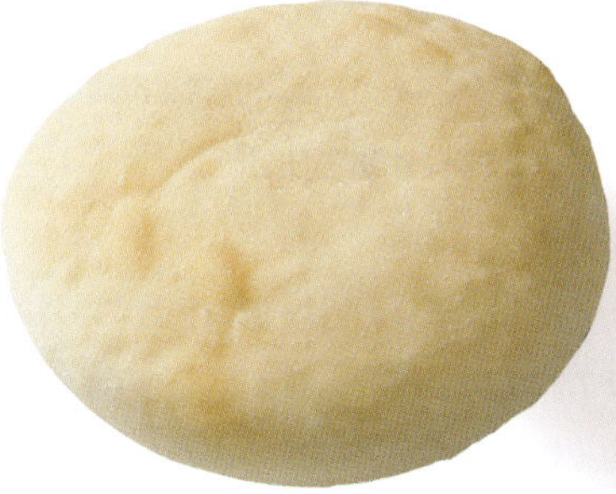

米粉丸パン
50g・
たんぱく質0.2g

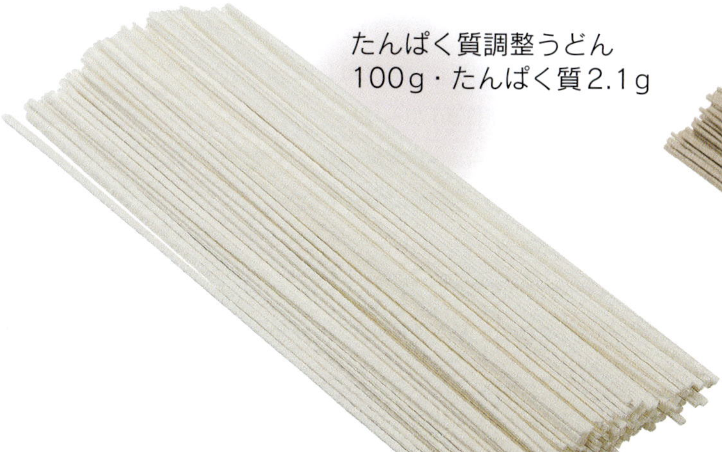

たんぱく質調整うどん
100g・たんぱく質2.1g

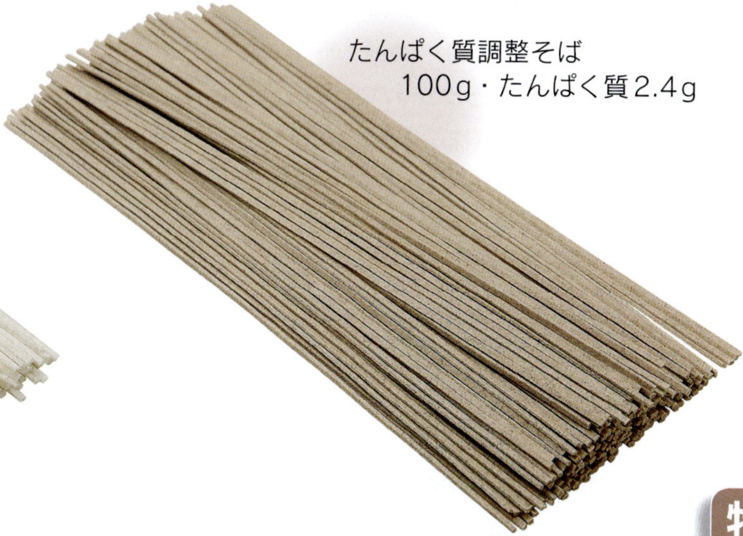

たんぱく質調整そば
100g・たんぱく質2.4g

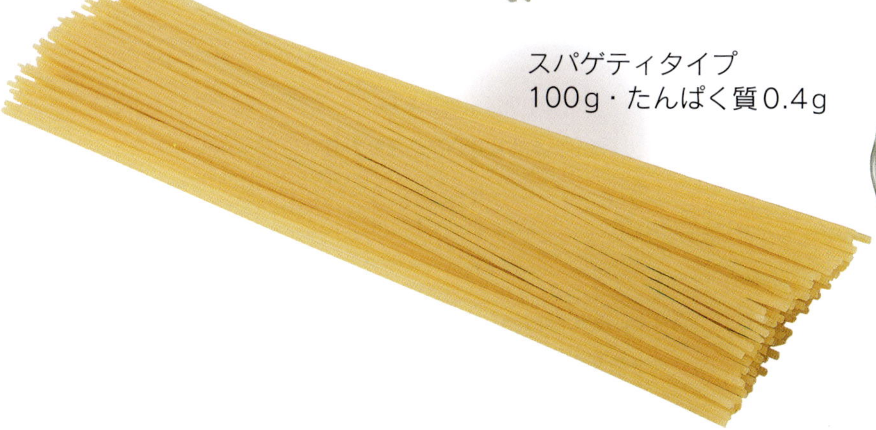

スパゲティタイプ
100g・たんぱく質0.4g

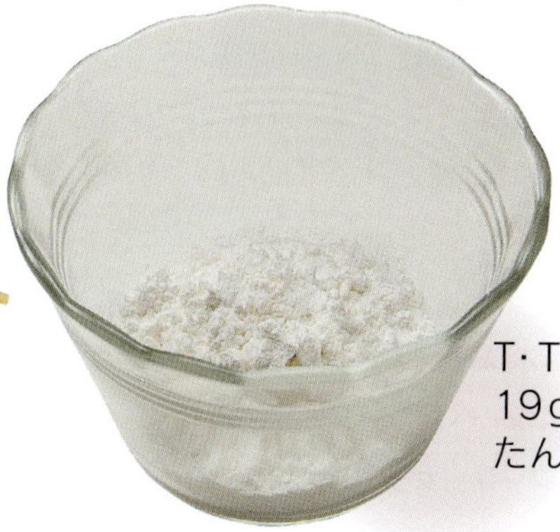

T・T小麦粉
19g・
たんぱく質1g

治療用特殊食品の問い合わせ先　　　**製** 製造　**販** 販売

- **製** **販** （株）いかるが牛乳　TEL.06-6682-3165　〒559-0024　大阪府大阪市住之江区新北島4-4-12
- **製** **販** （有）オトコーポレーション　TEL.0465-46-1210　〒250-0874　神奈川県小田原市鴨宮223-16
- **製** **販** キッコーマンニュートリケア・ジャパン（株）　からだ想い専用ダイヤル　フリーダイヤル0120-143-725　〒103-0001　東京都中央区日本橋小伝馬町1-3
- **製** **販** キッセイ薬品工業（株）　ヘルスケア事業部・お客様相談センター　0120-113-513　〒399-0711　長野県塩尻市片丘9637-6
- **製** 木徳神糧（株）　お客様相談室　フリーダイヤル0120-885-811　〒101-0052　東京都千代田区神田小川町2-8
- **製** **販** キユーピー（株）　お客様相談室　フリーダイヤル0120-14-1122　〒182-0002　東京都調布市仙川町2-5-7　仙川キユーポート
- **製** **販** （株）クリニコ　フリーコール0120-52-0050　〒153-0063　東京都目黒区目黒4-4-22
- **製** **販** （株）グンプン　TEL.0279-60-0006　〒377-0008　群馬県渋川市渋川2835-2
- **製** **販** （株）サンラヴィアン　ヘルスケア事業部　フリーダイヤル0120-34-4771　〒719-0302　岡山県浅口郡里庄町新庄3920
- **製** **販** （株）タカキベーカリー　フリーダイヤル0120-133-110　〒739-0323　広島県広島市安芸区中野東3-7-1
- **製** **販** （株）竹屋　お客様相談室　TEL.0266-52-4003　〒392-8540　長野県諏訪市湖岸通り2-3-17
- **製** **販** テルモ（株）　コールセンター　フリーダイヤル0120-12-8195　〒151-0072　東京都渋谷区幡ヶ谷2-44-1
- **製** **販** 日清オイリオグループ（株）　お客様相談窓口　フリーダイヤル0120-016-024　〒104-8285　東京都中央区新川1-23-1
- **製** **販** ニュートリー（株）　お客様サポート　フリーダイヤル0120-219-038　〒510-0013　三重県四日市市富士町1-122
- **製** **販** （株）バイオテックジャパン　TEL.0250-63-1555　〒959-1923　新潟県阿賀野市勝屋字横道下918-112
- **製** **販** ハインツ日本（株）　お客様相談室　フリーダイヤル0120-370-655　〒111-8505　東京都台東区浅草橋5-20-8　CSタワー11F
- **製** **販** ハウスギャバン（株）　お客様相談センター　フリーダイヤル0120-39-1954　〒104-0033　東京都中央区新川2-31-1
- **製** ハグルマ（株）　TEL.0736-66-3388　〒649-6112　和歌山県紀の川市桃山町調月1758-8
- **製** **販** ハーバー研究所　フリーダイヤル0120-26-7808　〒101-0041　東京都千代田区神田須田町1-24-11
- **製** 林兼産業（株）　お客様サービスセンター　フリーダイヤル0120-158-608　〒750-8608　山口県下関市大和町2-4-8
- **製** **販** （株）フードケア　TEL.042-700-0555　〒252-0143　神奈川県相模原市緑区橋本4-19-16
- **製** **販** ブルドックソース（株）　お客様相談係　フリーダイヤル0120-921-109　〒103-0026　東京都中央区日本橋兜町11-5
- **製** **販** （株）ヘルシーネットワーク　お客様相談窓口　フリーダイヤル0120-680-357　〒191-0012　東京都日野市日野756
- **製** **販** ヘルシーフード（株）　TEL.042-581-1191　〒191-0012　東京都日野市日野756
- **製** **販** ホリカフーズ（株）　TEL.025-794-2211　〒949-7492　新潟県魚沼市堀之内286
- **製** （有）三上製麺　TEL.04-2992-2559　〒359-0035　埼玉県所沢市西新井町7-18
- **製** **販** （株）明治　お客様相談センター　フリーダイヤル0120-201-369　〒104-0031　東京都中央区京橋2-4-16
- **製** **販** 名糖産業（株）　お客様相談係　フリーダイヤル0120-855-337　〒451-8520　愛知県名古屋市西区笹塚町2-41

p.79に掲載の商品の問い合わせ先
パック入り食塩　ヘルシーフード（株）　TEL.042-581-1191　〒191-0012　東京都日野市日野756
1mL ミニスプーン　女子栄養大学代理部　TEL.03-3949-9371　〒170-8481　東京都豊島区駒込3-24-3

腎臓食品交換表による 食品選択と食事作り
完全ガイド

STEP-1 から STEP-8 の手順で，できるだけ簡単に腎臓病食を作りましょう．

STEP-1　表1〜表6の食品群を理解し，1日の単位配分をしてもらいましょう．

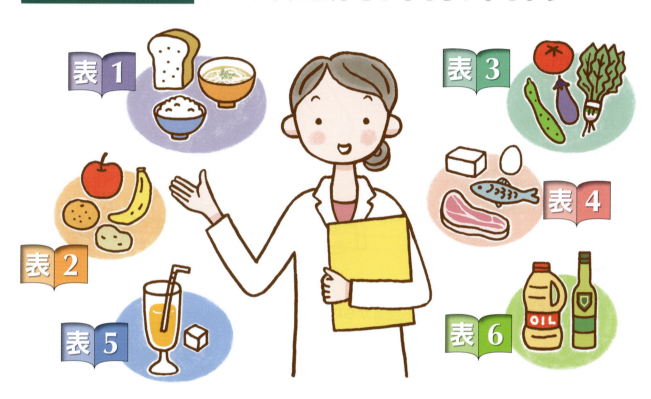

たんぱく質 **50g** **17**単位 2,000kcalの食事の例
1日の単位配分は以下のように考えましょう．

表1から主食(朝・昼・夕)を **4単位** 選びましょう！
＋
表2から(朝・昼・夕)を **1単位** 選びましょう！
＋
表3から(朝・昼・夕)を **1単位** 選びましょう！
＋
表4から主菜(朝・昼・夕)を **11単位** 選びましょう！
＝
1日分 17単位

知って得する

　この単位配分は管理栄養士から指示をしてもらいます．本書で紹介している単位配分は，あくまで例ですので，患者さんそれぞれの食生活に応じて微調整してもらいましょう．
　エネルギー計算は，表1 150kcal，表2 150kcal，表3 50kcal，表4 30kcalを，それぞれの単位数にかけて計算します．

STEP-2　表1から主食を決めましょう．

主食のご飯・パン・めん類は表1の食品です．1日の中で主食の種類を変えるようにすると，エネルギーの誤差がなく，変化に富んだ献立ができます．

食品選択の例：表1を4単位とすると，以下の食品が選べます．

朝：**パン　1単位**…食パンは8枚切り2/3枚（30g）で1単位，クロワッサン（40g）やロールパン（30g）は1個が1単位です．どれか1つを選びましょう．

昼：**めん類　1.5単位**…ゆでのそば，中華めん，スパゲッティがそれぞれ90gで1.5単位，うどん180gが1.5単位です．どれか1つを選びましょう．

夕：**ご飯　1.5単位**…普通のご飯茶碗1杯（180g）が1.5単位です．

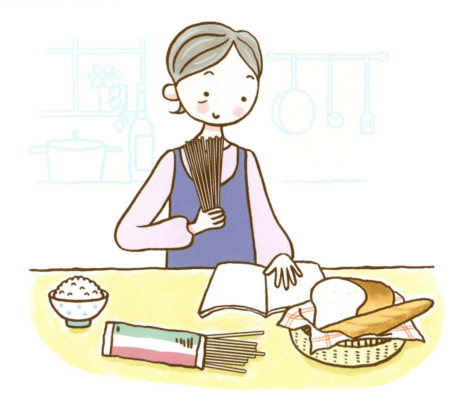

● たんぱく質 50g 17単位の献立例：表1から以下の4単位を選びました．

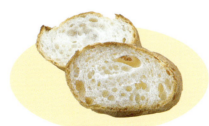
朝食1単位
フランスパン30g

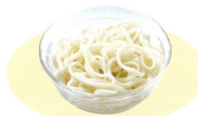
昼食1.5単位
ゆでうどん180g

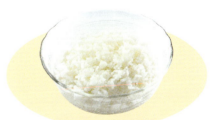
夕食1.5単位
ご飯180g

エネルギー計算…表1の平均エネルギー150kcalを使います．4単位を選んだので，150（kcal）×4（単位）＝600（kcal）となり，主食のエネルギーは600kcalとなります．

知って得する

　3食ともご飯の場合は，ご飯のエネルギーが高い（1単位120gで200kcal）ので，1日4単位とると200（kcal）×4（単位）＝800（kcal）となります．エネルギー不足の方には，ご飯のほうが適しているということになります．

　逆に，3食ともパンの場合は，エネルギーが低いので（1単位は80〜100kcal），3食で400kcal足らずにしかなりません．マーガリン，ジャムなどを使って600kcalに高めるように調整しましょう．

STEP-3　表4 から主菜を決めましょう．

主菜となる 表4 の食品はたんぱく質が一番多い食品です．少ない分量でも，見た目にも豊かで，エネルギーも十分にとれるような献立と調理法を工夫します．たとえば，朝 パンにはソテー，昼 めん類には揚げ物・炒め物，夕 ご飯には揚げ煮・南蛮漬けなどの主菜にして，エネルギーを高めます．また，卵や牛乳は栄養価の高い食品ですので，できるだけとり入れるようにしましょう．

食品選択の例： 表4 から11単位を選択する場合は，まず3食に分けて，主食に合う主菜の材料を選びます．

朝：3単位…卵 小1/2個（25g）で1単位，牛乳90gで1単位，ベーコン25gで1単位です．3単位になるように選びます．

昼：4単位…いか30gで2単位，かき90gで2単位，豚肉や鶏肉30gで2単位です．4単位になるように選びます．

夕：4単位…魚（たら，たい，あじ，いわし）60gが4単位，わかさぎ80gが4単位，豚肉が60gで4単位です．4単位になるように選びます．

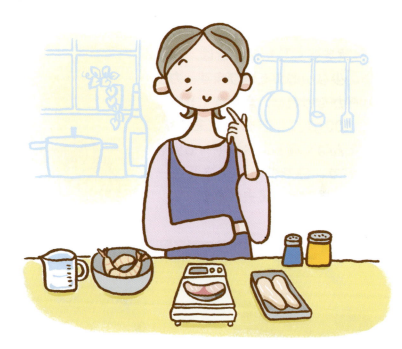

●たんぱく質 50g 17 単位の献立例：主菜を考えながら，表4 から11単位を選んでいきます．

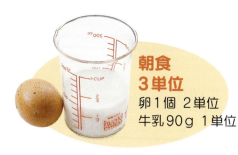

朝食 3単位
卵1個 2単位
牛乳90g 1単位

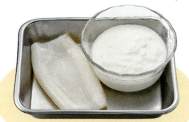

昼食 4単位
いか45g 3単位
ヨーグルト85g 1単位

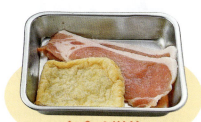

夕食 4単位
豚ロース45g 3単位
油揚げ15g 1単位

朝 卵を1つ（2単位）使って「オムレツ」とします．残り1単位で牛乳90gを選び，ミルクコーヒーにします．
昼 いかを3単位45g使い，「焼きうどん」にし，ヨーグルト85g（無糖）1単位は食後のデザートとします．
夕 豚肉45gで「豚肉のたまねぎ巻き揚げ」にします．野菜を豚肉で巻くことで，主菜のボリューム感を出すことができます．油揚げは炒め煮に使います．

エネルギー計算…表4 の平均エネルギー30kcalを使います．11単位なので，
30（kcal）×11（単位）＝330（kcal）となり，表4 のエネルギーは330kcalとなります．

STEP-4　表3 から野菜を選びましょう．

野菜（表3）1単位を朝昼夕の主菜表4に合わせて選びます．野菜の種類は多く，1つ1つの栄養計算をすると手間ですので，1日分は大まかに200〜300gと考え，その中から3食に分けて使うようにします（p.35参照）．野菜を多くしたいときは，たんぱく質の少ない野菜を選びます．カリウム制限がなければ，野菜を1.5単位（300〜400g）にしても大丈夫です．野菜はたんぱく質もエネルギーも少ない食品です．油を使ってエネルギーアップする調理法を工夫します．

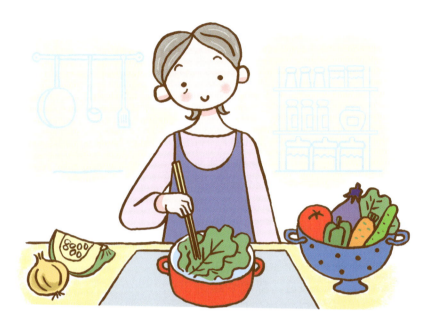

●たんぱく質 50g　17 単位の献立例：1日の献立を考えながら，野菜1単位を選んでいきます．

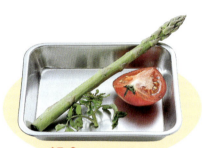
朝食　合計45g

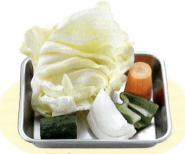
昼食　合計90g

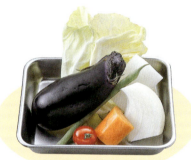
夕食　合計150g

朝：「野菜サラダ」にアスパラガス15g，トマト30g
昼：「焼きうどん」にキャベツ30g，にんじん10g，たまねぎ20g，ピーマン5g
　　「はるさめのごま酢和え」にきゅうり15g，にんじん10g
夕：「豚肉のたまねぎ巻き揚げ」にたまねぎ30g，付け合わせにキャベツ20g，ミニトマト10g，
　　「じゃがいものカレー炒め煮」にだいこん35g，にんじん10g，さやいんげん5g，
　　「なすのからし和え」になす40g
以上朝昼夕で1単位285gを使っています．
エネルギー計算…表3の1単位のエネルギーは50kcalです．

知って得する

　たんぱく質の多い野菜で，比較的多めに使うものを覚えておきましょう．えだ豆，カリフラワー，グリンピース，さやえんどう，ぜんまい（干し），そら豆，たけのこ，たらの芽，とうもろこし，なのはな，ブロッコリー，めキャベツなどです．これらを避けると1単位300gは使えます．

　使用量によってはカリウムが多くなるので，制限が厳しい方は，ゆでて使うようにします．

STEP-5　表2 から果実・種実・いも類を選びましょう.

果実・種実・いも類 表2 は，おもにデザートや副食に使われる食品です．それぞれの食品の1単位の重量はたいへん多いので，1食品で0.1〜0.4単位を選び，1日合計0.5〜1単位とします．カリウムが多い食品なので，カリウム制限のある方はゆでたり，煮たり，缶詰を使ったりしましょう．

食品選択の例：りんご大1/2個（150g）は0.1単位，みかん中1個（90g）は0.2単位，さつまいも大1/5本（50g）は0.2単位，さといも中1個（40g）は0.2単位，いりごま3gは0.2単位です．

● たんぱく質 50g 17 単位の献立例：以下の1単位を選びました．

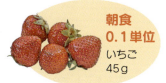
朝食 0.1単位
いちご 45g

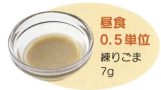
昼食 0.5単位
練りごま 7g

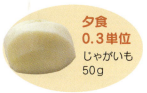
夕食 0.3単位
じゃがいも 50g

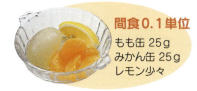
間食 0.1単位
もも缶 25g
みかん缶 25g
レモン少々

エネルギー計算…1単位の平均エネルギーは150kcalです．

STEP-6　ここまでのエネルギー計算をします．

表1 600kcal＋表2 150kcal＋表3 50kcal＋表4 330kcal ＝ 1,130kcal
合計1,130kcalとなりますが，指示エネルギーは2,000kcalなので，870kcal不足します．
以下のSTEP-7の方法で，不足のエネルギーを補います．

STEP-7　砂糖・甘味品 表5，油脂 表6，粉あめなど 特殊 でエネルギーの不足を補います．

表5，表6，粉あめ 特殊 は，たんぱく質がほとんどなく，エネルギーを補うために使われるものです．食事のたんぱく質を制限すると，エネルギーも一緒に減ってきますので，エネルギー確保のために，これらを上手に使うことが食事作りのコツとなってきます．

● たんぱく質 50g 17 単位の献立例：以下の食品を使いました．

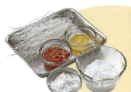
表5：218kcal
砂糖 15g（60kcal）
マーマレード 10g（25kcal）
いちごジャム 20g（50kcal）
はるさめ 15g（50kcal）
かたくり粉 10g（33kcal）

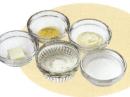
表6：510kcal
植物油 35g（350kcal）
ごま油 2g（20kcal）
バター 3g（20kcal）
マヨネーズ 9g（60kcal）
生クリーム 15g（60kcal）

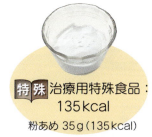
特殊 治療用特殊食品：135kcal
粉あめ 35g（135kcal）

エネルギー計算…表5，表6，特殊 粉あめで863kcalとなり，表1〜表4 との合計は1,993kcalとなります．

STEP-8　別表 は食事を豊かにするものや，気をつけてとるものが含まれます．

しょうゆ，ソース，みりん，酒，酢，だし汁，みそなどの調味料は別表に入ります．たんぱく質・エネルギーも基本的にはノーカウントです．ただし，食塩を含むものが多いので，使用量に注意します．きのこ類・海藻類はカリウム量に注意をし，菓子類・調理加工品などは，たんぱく質・食塩・エネルギー量などに注意を払います．

● たんぱく質 50g 17 単位の献立例：以下の食品を使いました．

しょうゆ7g，とんかつソース10g，みりん3g，酢6g，カレー粉1g，だし汁52g，かんてん0.8g，コーヒー1g

たんぱく質 50g 17単位 2,000kcal の食事，完成です！

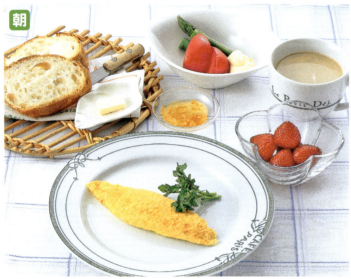

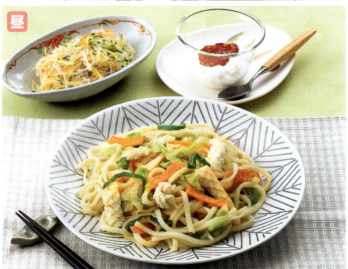

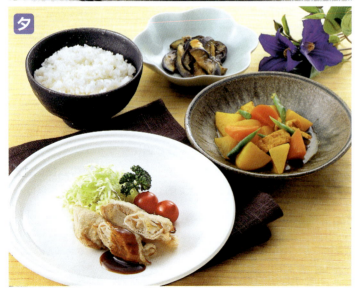

完全ガイド 献立例

朝 トースト（バター・マーマレード添え），プレーンオムレツ，野菜サラダ，果物（いちご），ミルクコーヒー

昼 いかと野菜の焼きうどん，はるさめのごま酢和え，ヨーグルト

間 フルーツかん

夕 ご飯，豚肉のたまねぎ巻き揚げ，じゃがいものカレー炒め煮，なすのからし和え

■作り方

いかと野菜の焼きうどん

❶ いかは皮をとり，細かく斜めに切り込みを入れて3cm角くらいに切ります．

❷ にんじん，キャベツは短冊に，たまねぎは薄く，ピーマンは細く切ります．

❸ フライパンに油を熱し，みじん切りのしょうがとにんじん，たまねぎを炒め，しんなりしたら ①とキャベツ，ピーマンを加えて，塩，しょうゆ，みりんで調味し，最後にうどんを入れて炒めます．

豚肉のたまねぎ巻き揚げ

❶ たまねぎは薄切りに，しょうがは千切りにします．

❷ 豚肉に塩を振り，手前に①をおいてきっちりと巻き，楊枝で止めます．

❸ ②に，水とかたくり粉を合わせた衣を付けて，170℃の油でからりと揚げます．

❹ キャベツは千切りにして水に入れ，水気をきります．

❺ ③を器に盛り，キャベツとミニトマトを添えます．

じゃがいものカレー炒め煮

❶ じゃがいも，だいこん，にんじんは乱切りに，油揚げは短冊に切ります．

❷ だいこん，にんじんは熱湯で4〜5分ゆで，じゃがいもは2〜3分ゆでて，ざるにとります．さやいんげんは筋をとり，ゆでて斜めに切ります．

❸ 油を熱した鍋で，だいこん，にんじんを入れて炒め，カレー粉を加えて炒めます．だし汁を入れ，煮立ったら短冊に切った油揚げ，じゃがいも，塩，砂糖を加え，弱火にして軟らかくなるまで煮ます．最後にさやいんげんを加えて少し煮ます．

この献立は，カリウム約1,700mg，食塩約6gで作成しています．

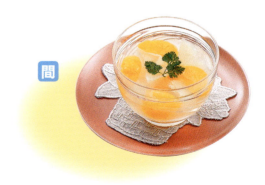

■献立表

献立名		材料名	分量(1人当り)	目安量	表1	表2	表3	表4	表5	表6	別表	特殊	食塩	備考
			たんぱく質：17単位→		4.0	1.0	1.0	11.0				0	5.9	
			エネルギー：1,993kcal→		600	150	50	330	218	510		135		
			g		単位	単位	単位	単位	kcal	kcal	単位	kcal	g	
朝食	トースト	フランスパン	30		1.0								0.5	
		バター	3	小さじ1弱					20				0.1	
		マーマレード	10	大さじ1/2弱						25				
	プレーンオムレツ	鶏卵	50	小1個				2.0					0.2	
		生クリーム（乳脂肪）	10	小さじ2					40					
		塩	0.3										0.3	
		植物油	4	小さじ1					40					
		クレソン	少々				*							
	野菜サラダ	アスパラガス	15	1本			0.1							
		トマト	30				0.1							
		マヨネーズ	9	小さじ2強					60				0.2	
	果物	いちご	45				0.1							
	ミルクコーヒー	牛乳	90	1/2カップ弱		1							0.1	
		コーヒー（インスタント）	1	小さじ1/2							別2			
		水	30											
		粉あめ	15	大さじ2 1/2								58		
昼食	いかと野菜の焼きうどん	うどん（ゆで）	180	3/4玉	1.5								0.6	
		いか	45					3.0					0.3	
		キャベツ	30				0.1							
		にんじん	10				*							
		たまねぎ	20				0.1							
		ピーマン	5				*							
		植物油	15	大さじ1 1/4					150					
		塩	0.6										0.6	
		濃口しょうゆ	2	小さじ1/3							別4			
		みりん	3	小さじ1/2							別4		0.3	
		しょうが	少々				*							
	はるさめのごま酢和え	はるさめ	15						50					
		きゅうり	15				0.1							
		にんじん	10				*							
		ごま（練り）	7	小さじ1 1/3			0.5							
		砂糖	2	小さじ2/3					8					
		酢	6	小さじ1強							別4			
		濃口しょうゆ	3	小さじ1/2							別4		0.5	
	ヨーグルト	ヨーグルト（無糖）	85	小1パック弱		1.0							0.1	
		いちごジャム	20	大さじ1弱						50				
夕食	ご飯	米飯	180	小茶わん1 1/2	1.5									
	豚肉のたまねぎ巻き揚げ	豚ロース肉	45	薄切り2枚				3.0					0.3	
		塩	0.3										0.3	
		たまねぎ	30				0.1							
		しょうが	少々				*							
		かたくり粉	10	大さじ1強					33					
		水	10	小さじ2										
		揚げ油	11						110					
		キャベツ	20				0.1							
		ミニトマト	10	1個			*							
		とんかつソース	10	小さじ1 2/3							別4		0.6	
	じゃがいものカレー炒め煮	じゃがいも	50	大1/3個			0.3							
		だいこん	35				*							
		にんじん	10				*							
		さやいんげん	5	小1本			*							
		油揚げ	15	1/2枚				1.0						
		植物油	5	小さじ1強					50					
		カレー粉	1	小さじ1/2							別4			
		砂糖	3	小さじ1					12					
		塩	0.8										0.8	
		だし汁（かつお・こんぶ）	50	1/4カップ							別4		0.1	
	なすのからし和え	なす	40				0.1							
		からし（練り）	少々											
		濃口しょうゆ	2	小さじ1/3							別4		0.3	
		だし汁（かつお・こんぶ）	2	小さじ1/3							別4			
		ごま油	2	小さじ1/2					20					
間食	フルーツかん	もも缶	25	1/2切れ			*							
		みかん缶	25	5粒			*							
		粉あめ	20	大さじ3強								77		
		砂糖	10	大さじ1強					40					
		レモン果汁	5	小さじ1			*							
		かんてん	0.8								別1			
		水	40											
		生クリーム（乳脂肪）	5	小さじ1					20					

97

あなたの食事配分

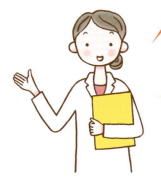

あなたの指示たんぱく質量，エネルギー量はどのくらいですか？

医師の指示たんぱく質量・エネルギー量から，管理栄養士に各表の単位配分をしてもらいましょう．単位配分に応じた献立を作成してみましょう．

指示栄養量

たんぱく質	g	
	単位	
エネルギー	kcal	
食　塩	g	

単位配分

表1	表2	表3	表4	表5	表6	特殊
ご飯 パン めん	果実 種実 いも	野菜	卵・肉・魚 豆・乳と その製品	砂糖 甘味品 ジャム	油脂	エネルギー・ たんぱく質 調整食品など
単位	単位	単位	単位	不足エネルギーを補う		単位
kcal	kcal	kcal	kcal	kcal	kcal	kcal

たんぱく質の単位別にみた食事のとり方

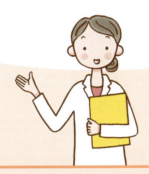

あなたの食事は何単位にしたらよいのでしょう？

たんぱく質 60g 20 単位の食事／エネルギー1,900kcal ＆ 2,100kcal
たんぱく質 50g 17 単位の食事／エネルギー1,600kcal ＆ 1,800kcal
たんぱく質 40g 13 単位の食事／エネルギー1,600kcal ＆ 1,900kcal
たんぱく質 30g 10 単位の食事／エネルギー1,400kcal ＆ 1,600kcal
たんぱく質 20g 7 単位の食事／エネルギー1,800kcal

長期透析療法の食事

たんぱく質 60g 20 単位の食事／エネルギー1,800kcal
たんぱく質 50g 17 単位の食事／エネルギー1,600kcal

小児腎臓病の食事

たんぱく質 40g 13 単位の食事／エネルギー1,500kcal

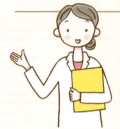

あなたの食事は何単位にしたらよいのでしょうか？

たんぱく質制限の程度による食事療法の区分

　成人の慢性腎臓病（CKD）患者さんが，たんぱく質を何単位の食事にしたらよいのかは，①腎機能（糸球体濾過量）の低下の程度（CKDのステージ）と，②患者さんの身長によって決まります．これは腎臓病の種類には関係しません．慢性糸球体腎炎でも糖尿病性腎症や腎硬化症，その他の腎臓病でもみんな同じです．

　しかし，たんぱく質摂取量をどのくらいにするかは，同一の患者さんでも担当医の方針によっても違います．現在行われているたんぱく質をひかえる食事療法は，その制限量のレベルによって，**表1**のように区分されます．

表1　たんぱく質量による食事区分

分類	制限量（標準体重当り）	適応
たんぱく質一般適正食	1.0 g/kg/日	健常成人への推奨量
減たんぱく質食	0.8 g/kg/日	たんぱく質摂取過剰の有害性を避ける（消極的介入）
たんぱく質緩制限食	0.7 g/kg/日	減たんぱく質食と低たんぱく質の中間的意義（中間的介入）
低たんぱく質食	0.6 g/kg/日	透析導入遅延をめざす（積極的介入）
超低たんぱく質食	0.5 g/kg/日以下	透析導入の長期遅延をめざす（高度介入）

CKDの重症度とたんぱく質摂取量

　尿たんぱく排泄量の程度が腎機能低下の進行と密接に関連することが明らかにされており，このためCKDの重症度は，糸球体濾過量の低下の程度と尿たんぱく量の程度の両面からの組み合わせで考えられています．このようなCKDの重症度別にみた，たんぱく質摂取量の食事基準を**表2**に示します．

　CKDステージ1，2では，たんぱく質摂取制限による食事療法の果たす役割はそれほど大きくはありません．したがって，ステージ3くらいまでは，あまり本格的な制限はせず，過剰にならないように，あるいは少々減らす程度での食事療法が行われます．

　ステージ4，5のCKDでは低たんぱく質による食事療法は大きな意義を有し，尿毒症物質の産生・貯留を抑制し，血清リンやカリウム濃度の上昇抑制，アシドーシスの抑制などの効果があり，透析導入を阻止ないし遅延させることができる目に見える確かな有効性をもたらします．

表2 慢性腎臓病（CKD）重症度別の食事基準

ステージ（GFR）	尿たんぱく量	たんぱく質（g/kg/日）
ステージ1 （GFR≧90）	少 多	1.0（たんぱく質一般適正食） 0.8（減たんぱく質食）
ステージ2 （GFR 60〜89）	少 多	1.0（たんぱく質一般適正食） 0.8（減たんぱく質食）
ステージ3a（GFR 45〜59）	少 多	1.0（たんぱく質一般適正食） 0.8（減たんぱく質食）
ステージ3b（GFR 30〜44）		0.7（たんぱく質緩制限食）
ステージ4 （GFR 15〜29）		0.6（低たんぱく質食）
ステージ5 （GFR＜15）		0.6（低たんぱく質食） 0.5以下（超低たんぱく質食）

尿たんぱく量：少は0.5g/日未満，多は0.5g/日以上
体重（kg）：body mass index（BMI）＝22の体重
GFR：糸球体濾過量（mL/分）
〔日本腎臓学会：CKD診療ガイドライン2018，慢性腎臓病に対する食事療法基準2014年版，厚生労働省：日本人の食事摂取基準（2020年版）による〕

表3 腎機能（ステージ）と患者さんの身長による食事たんぱく質適応量

ステージ（GFR）	身長 A 167cm相当[*1] 単位	身長 A たんぱく質	身長 B 154cm相当[*2] 単位	身長 B たんぱく質
ステージ1（GFR≧90）	20単位	60g	17単位	50g
ステージ2（GFR 60〜89）	20単位	60g	17単位	50g
ステージ3a, b（GFR 30〜59）	17単位	50g	13単位	40g
ステージ4（GFR 15〜29）	13単位	40g	10単位	30g
ステージ5（GFR＜15）	13〜7単位	40〜20g	10〜7単位	30〜20g

[*1] おもに50〜70歳代の男性が該当
[*2] おもに50〜70歳代の女性が該当
〔厚生労働省：「日本人の食事摂取基準（2020年版）」の参照体位による〕

　現在，透析導入患者さんの平均年齢は70歳となっています（日本透析医学会：わが国の慢性透析療法の現況2018年より）．この年齢に達する前までのCKD患者さんの性別・体格に沿って，食事たんぱく質の適応量を定めています（表3）．すなわち，大部分のCKD患者さんは50歳から70歳代であり，その身長によって，たんぱく質を何単位にしたらよいかをCKDステージ別に示しています．

たんぱく質 60g　20 単位・エネルギー 1,900kcal の食事

適 応

　腎臓病の種類を問わず，**CKD ステージ 1，2 で，身長 167cm 相当**の患者さんに用いられます（主として **50〜74 歳の男性**が該当）．この食事のたんぱく質量は，一般成人男性に推奨されている量と同じで，**男性のたんぱく質一般適正食**です[*1]．

　エネルギー量の面から，**ステージ 1，2 の 50 歳未満の男性**でも，肥満や身体活動が低い患者さんの食事療法に適しています．たんぱく質をこの推奨量以上に過剰摂取している患者さんでは，この適正量 60g に是正します[*2]．

エネルギー

　必要エネルギー量は，年齢，性別，身体活動度により異なります．この食事は，**50 歳以上の男性の事務職の人**に適したエネルギー量です[*3]．**50 歳未満でも肥満や身体活動が低い患者さん**に適したエネルギー量です．しかし実際の必要量は個人差があるため，体重を継時的に測定してエネルギー摂取を増減することが大切です．医師・管理栄養士の指示に従いましょう．

食塩・水分

　食塩は 1 日 3g 以上〜6g 未満とします．水分に制限はありません．ステージ 2 の CKD，とくに多発性嚢胞腎では水分摂取の促進が進行を抑制する可能性があります．

カリウム・リン

　この食事の適応者は CKD ステージ 1，2 ですので，カリウム・リン制限に配慮する必要はありません．

---

*1　この食事のたんぱく質は，標準体重 1kg 当り 1.0g です．
*2　尿たんぱく量が多い場合（0.5〜1.0g/日以上）には，たんぱく質を少々抑えて 50g（減たんぱく質食）とします．
*3　50〜64 歳の男性での基礎代謝基準値は 21.8kcal/kg/日，65〜74 歳の男性では 21.6kcal/kg/日です．これに各個人の身体活動係数（生活の大部分が座位で，約 2 時間程度の立位・歩行がある人の係数は 1.5，入院中では 1.2〜1.25）と，身長から算出した標準体重（身長 m²×22）または目標体重（身長 m²×22〜24）を乗じたものが 1 日のエネルギー摂取量の目安となります．

単位配分と献立例

　たんぱく質 60g は一般成人男性に推奨されている量です．厳しい制限はありませんが，基準となる量を把握するとともに，たんぱく質量を抑えながらエネルギーを確保する方法を身につけていくようにしましょう．

表1　4 単位：主食の量に物足りなさを感じるときには，煮物鉢のえびを抜いて，その分の 1.3 単位を主食に配分してもよいでしょう．また，食パン，うどんなどにも食塩が含まれています．材料に含まれる食塩量は見過ごされがちなので注意します．

表2　1 単位：ごまはたんぱく質を多く含む食品ですが，料理の味を引き立てますので，少量を効果的に使います．

表3　1.5 単位：ちゃんこ鍋風うどんは，野菜を生のまま加えたほうがうま味が増しますが，カリウムが汁に溶出します．カリウム制限のある方がこの献立を利用される場合には，野菜は下ゆでしてから鍋に加えましょう．

表4　13.5 単位：朝食の鶏卵 50g はロースハム 2 枚 40g と，夕食のちゃんこ鍋の鶏だんごは，かき 90g とさけ 40g に交換することができます．加工食品を多く使用すると，食塩摂取が多くなるので注意しましょう．

表5　砂糖やでんぷん製品を上手に利用して，エネルギーアップを図ります．

表6　さわらの西京焼きでは，みそだれに油を加えて，エネルギーを上げています．また，夕食の鍋に入れる鶏だんごは一度揚げてから使っています．

別表　西京焼きのみそは焼く前に取り除くため，たんぱく質計算をしていません．中華だし（顆粒）は，製品によって食塩含有量が異なります．栄養成分表示などを確認して使用しましょう．

この献立は，カリウム約 2,700mg，食塩約 6g で作成しています．

たんぱく質 60g 20 単位・1,900 kcalの食事

■単位配分例と食品構成表

			単位	エネルギー	朝食	昼食	夕食	間食
たんぱく質を含む食品	表1	ご飯・パン・めん	4.0単位	600kcal (150×4)	食パン45g（1.5単位）	米飯160g（1.3単位） 車ふ2g（0.2単位）	うどん120g（1.0単位）	
	表2	果実・種実・いも	1.0単位	150kcal (150×1)	じゃがいも80g（0.4単位） キウイフルーツ60g（0.2単位）	ごま2g（0.1単位）	ごま2g（0.1単位） みかん90g（0.2単位）	
	表3	野菜	1.5単位	75kcal (50×1.5)	はくさい50g（0.1単位） レタス5g* にんじん30g* かぼちゃ30g（0.2単位） 糸みつば3g* ミニトマト40g（0.1単位） ごぼう50g（0.3単位）	ねぎ35g（0.2単位）	さやいんげん10g（0.1単位） みずな40g（0.3単位） きゅうり40g（0.1単位） しょうが7g* たまねぎ5g*	
	表4	魚・肉・卵・豆・乳	13.5単位	405kcal (30×13.5)	鶏卵50g（2.0単位）	さわら70g（4.7単位） ブラックタイガー20g（1.3単位）	鶏ひき肉50g（3.3単位） とうふ（もめん）25g（0.6単位）	鶏卵15g（0.6単位） 油揚げ15g（1.0単位）
たんぱく質を含まない食品	表5	砂糖・甘味料		219kcal	りんごジャム10g（22kcal）大 砂糖10g（40kcal）大	砂糖7g（28kcal）小	かたくり粉10g（33kcal）大 砂糖2g（8kcal）小	砂糖22g（88kcal）大小
	表6	油脂		460kcal	バター8g（53kcal）小　マヨネーズ10g（67kcal）大 植物油6g（60kcal）大　生クリーム10g（40kcal）小	植物油3g（30kcal）小 ごま油2g（20kcal）小	植物油13g（130kcal）大	生クリーム15g（60kcal）大
	別表 1〜5 きのこ・嗜好飲料 菓子・調味料				紅茶（浸出液）150g	えのきたけ3g　わかめ（乾）1g みそ（甘みそ）5g 小　みそ（淡色辛）2g 小 濃口しょうゆ3g 小　酢4g 小 みりん3g 小　酒3g 小 だし汁160g	しいたけ10g 濃口しょうゆ3g 小 酒4g 小　中華だし2g 小 みりん4g 小　だし汁10g 小	粉かんてん1g 小 コーヒー（インスタント）2g 小

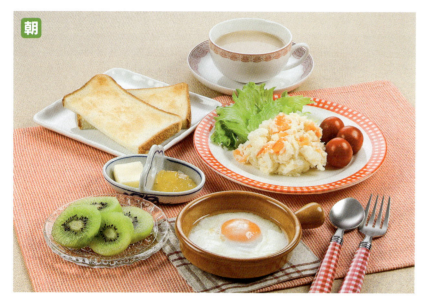

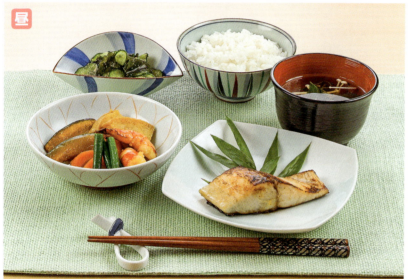

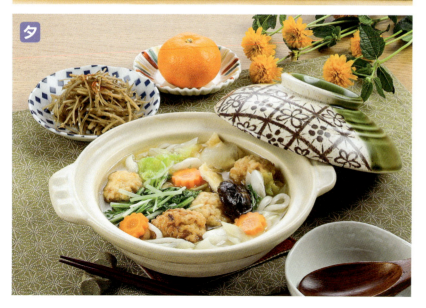

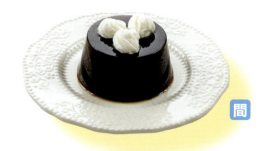

■献立例

朝 トースト（バター，りんごジャム添え），卵のココット焼き，ポテトサラダ（ミニトマト添え），果物（キウイフルーツ），ミルクティー

昼 ご飯，えのきとみつばのすまし汁，さわらの西京焼き，煮物鉢，きゅうりとわかめのごま酢和え

夕 ちゃんこ鍋風うどん，ごぼうのきんぴら，果物（みかん）

間 コーヒーゼリー

■作り方

昼 さわらの西京焼き

❶さわらの余分な水分（ドリップ）をキッチンペーパーで拭きとっておきます．
❷二種類のみそ，みりん，砂糖を混ぜ合わせ，調味みそを作ります．
❸②のみそをさわらにぬり，空気を入れないようにしながらラップで包みます．
❹③を半日から1日ほど冷蔵庫で寝かせます．
❺焼く前に余分な調味みそを取り除き，フライパンに油をひいて両面焼きます．

夕 ちゃんこ鍋風うどん

❶鶏ひき肉，水切りしたとうふ，みじん切りにしたねぎ，溶き卵，しょうが汁，塩，かたくり粉をよく混ぜます．
❷①をだんご状にし，表面にかたくり粉をつけ，油で揚げます．
❸油揚げは湯通して油抜きし，食べやすい大きさに切ります．
❹にんじんは型抜きして下ゆでし，しいたけは石づきを取って，かさの部分に飾り包丁を入れます．はくさい，みずなは食べやすい大きさに切り，ねぎは斜め切りします．
❺鍋に水，みりん，酒，塩，スープの素，しょうがのスライスを入れて煮立てます．うどんはさっと熱湯に通し，ほぐしておきます．
❻②，③とみずな以外の野菜，うどんを入れて少し煮ます．最後にみずなを入れ，火が通ったら，できあがりです．

たんぱく質 60g 20単位・1,900kcalの食事

■献立表

	献立名	材料名	分量(1人当り) たんぱく質：20単位 エネルギー：1,909kcal g	目安量	表1 4.0 600 単位	表2 1.0 150 単位	表3 1.5 75 単位	表4 13.5 405 単位	表5 219 kcal	表6 460 kcal	別表	食塩 6.0 g	備考
朝食	トースト	食パン	45	8枚切り1枚	1.5							0.6	
		バター	8	小さじ2						53		0.2	
		りんごジャム	10	大さじ1/2弱					22				
	卵のココット焼き	鶏卵	50	小1個				2.0				0.2	
		塩	0.2									0.2	
		植物油	6	大さじ1/2						60			
	ポテトサラダ	じゃがいも（蒸し）	80				0.4						
		にんじん（ゆで）	5					*					
		たまねぎ	5					*					
		レタス	5					*					
		マヨネーズ	10	大さじ1弱						67		0.2	
		ミニトマト	40	中3個				0.1					
	果物	キウイフルーツ	60	小1個			0.2						
	ミルクティー	紅茶（浸出液）	150								別2		
		生クリーム	10	小さじ2						40			
		砂糖	10	大さじ1強					40				
昼食	ご飯	米飯	160	小茶わん1 1/3	1.3								
	えのきとみつばの すまし汁	だし汁（かつお・こんぶ）	120	3/5カップ							別4	0.1	
		糸みつば	3					*					
		えのきたけ	3								別1		
		塩	0.4									0.4	
		濃口しょうゆ	1								別4	0.2	
	さわらの西京焼き	さわら	70	中切り身1切れ				4.7					
		みそ（甘みそ）	5	小さじ1弱							別4	0.2	†
		みそ（淡色辛）	2	小さじ1/3							別4	0.1	†
		みりん	3	小さじ1/2							別4		
		砂糖	2	小さじ2/3					8				
		植物油	3	小さじ1弱						30			
	煮物鉢	かぼちゃ（日本）	30					0.2					
		えび（ブラックタイガー）	20	中1尾				1.3				0.1	
		にんじん（ゆで）	15					*					
		車ふ	2		0.2								
		さやいんげん（ゆで）	10	中1本				0.1					
		砂糖	2	小さじ2/3					8				
		酒	3	小さじ1/2強							別2		
		濃口しょうゆ	2	小さじ1/3							別4	0.3	
		だし汁（かつお・こんぶ）	40								別4		
	きゅうりとわかめ のごま酢和え	きゅうり	40					0.1					
		わかめ（乾）	1								別1	0.2	
		すりごま	2	小さじ2/3			0.1						
		酢	4	小さじ1弱							別4		
		砂糖	3	小さじ1					12				
		塩	0.1									0.1	
		ごま油	2	小さじ1/2						20			
夕食	ちゃんこ鍋風 うどん	うどん（ゆで）	120	1/2玉	1.0							0.4	
		はくさい	50					0.1					
		みずな	40					0.3					
		ねぎ	20					0.1					
		油揚げ	15	小3/5枚					1.0				
		しいたけ	10	中1枚							別1		
		にんじん（ゆで）	10					*					
	鶏だんご	鶏ひき肉	50					3.3					
		とうふ（もめん）	25					0.6				0.1	
		かたくり粉	4	小さじ1強					13				
		鶏卵	15					0.6					
		ねぎ	15					0.1					
		しょうが汁	2	皮むき4g				*					
		かたくり粉	6	小さじ2								0.4	
	スープ	揚げ油（植物油）	10	大さじ1弱					20	100			
		水	200	カップ1									
		みりん	2	小さじ1/3							別4		
		酒	4	小さじ1弱							別2		
		塩	0.4									0.4	
		中華だし（顆粒）	2	小さじ1弱							別4	1.0	
		しょうが	3					*					
	ごぼうのきんぴら	ごぼう	50					0.3					
		植物油	3	小さじ1弱						30			
		濃口しょうゆ	3	小さじ1/2							別4	0.5	
		砂糖	2	小さじ2/3					8				
		みりん	2	小さじ1/3							別4		
		だし汁（かつお・こんぶ）	10								別4		
		ごま（いり）	2	小さじ1弱			0.1						
		七味とうがらし	少々										
	果物	みかん	90	中1個			0.2						
間食	コーヒーゼリー	コーヒー（インスタント）	2								別2		
		粉かんてん	1	小さじ1/2							別1		
		水	130										
		砂糖	20	大さじ2強					80				
		生クリーム（乳脂肪）	15	大さじ1						60			
		砂糖	2						8				

†：調味みそは，魚を焼く前に取り除いているため，食塩の量を半分で計算しています．また，たんぱく質の量はわずかなので計算には入れていません．

たんぱく質 60g 20 単位・エネルギー2,100kcalの食事

適応

腎臓病の種類を問わずCKDステージ1，2で，身長170cm相当の患者さんに用いられます．この食事のたんぱく質量は，一般成人男性に推奨されている食事と同じで，**男性のたんぱく質一般適正食**となっています[*1]．エネルギー量の面から50歳未満の男性の食事療法に適しています．この年代の男性では，たんぱく質をこの推奨量以上に過剰摂取していることが多いので，この適正量60gに是正します[*2]．

エネルギー

必要エネルギー量は，年齢，性別，身体活動度により異なります．この食事は，**50歳未満の男性の事務職**の人に適したエネルギー量です[*3]．

食塩・水分

食塩は1日3g以上〜6g未満とします．水分に制限はありません．ステージ1，2のCKD，とくに多発性嚢胞腎では，水分摂取の促進が進行を抑制する可能性があります．

カリウム・リン

この食事の適応者はCKDステージ1，2ですので，カリウム・リン制限に配慮する必要はありません．

[*1] この食事のたんぱく質は，標準体重1kg当り0.9〜1.0gです．
[*2] 尿たんぱく量が多い場合（0.5〜1.0g/日以上）には，たんぱく質を少々抑えて50g（減たんぱく質食）とします．
[*3] 30〜49歳の男性での基礎代謝基準値は22.5kcal/kg/日です．これに各個人の身体活動係数（生活の大部分が座位で，約2時間程度の立位・歩行がある人の係数は1.5，入院中では1.2〜1.25）と，身長から算出した標準体重（身長m²×22）または目標体重（身長m²×22〜24）を乗じたものが1日のエネルギー摂取量の目安となります．

単位配分と献立例

家族とともに食べても問題ない献立ですが，食塩制限を徹底しましょう．

表1 5.5単位：パンやめん類を主食にする場合，米飯よりもたんぱく質が多く，食塩が添加されていることに注意が必要です．夕食のフライのように，小麦粉やパン粉などを用いる場合は，主食の分量や他の表との配分を調整します．

表2 1単位：ドライフルーツや種実類は，ごく少量でも味つけや食感のアクセントになります．夕食時刻が遅くなる場合は，プルーンワイン煮のようなデザートは昼食後や間食に回しましょう．

表3 1.5単位：野菜は切り方で変化を楽しめます．朝食のだいこんは，細い千切りにすれば和風サラダになります．夕食のグリーンサラダは，レタスを大きくちぎり，きゅうりを厚めにカットすると，食べ応えがあり，見た目にもボリュームが増します．

表4 12単位：朝・昼・夕にほぼ等分しましたが，朝食の納豆を30g入りカップに替え，昼食の豚ロースをひき肉に替えて45gに減らすと，夕食のフライの魚やいかを倍量に増やすことができます．

表5 表6 砂糖の甘さが気になる場合は，治療用特殊食品の粉あめや，整腸作用のあるオリゴ糖に替えても良いでしょう．夕食のトーストは，バターをぬってから焼くと，溶けてカリカリになり油っぽさを感じず，食べやすいです．

別表 バルサミコ酢，ワインビネガー，粒マスタードなど，酸味を上手に使うことが，おいしく減塩するコツです．

特殊 食塩濃度5％減塩しょうゆ，減塩中濃ソースを使用しています．

この献立は，カリウム約3,000mg，食塩約5.5gで作成しています．

たんぱく質 60g 20 単位・2,100kcalの食事

■単位配分例と食品構成表

			単位	エネルギー	朝食	昼食	夕食	間食
たんぱく質を含む食品	表1	ご飯・パン・めん	5.5単位	825kcal (150×5.5)	米飯180g (1.5単位)	そうめん180g (2.1単位)	ライ麦パン50g (1.4単位); 小麦粉(薄力粉)5g (0.1単位); パン粉(生)10g (0.4単位)	
	表2	果実・種実・いも	1.0単位	150kcal (150×1)	ごま1g (0.1単位); さくらんぼ50g (0.2単位)	さつまいも80g (0.3単位); アーモンド1g (0.1単位); 干しぶどう3g*	プルーン(乾)20g (0.2単位); レモン15g*; りんご30g*	
	表3	野菜	1.5単位	75kcal (50×1.5)	サラダ菜5g*; しそ1g*; バジル3g*; にんじん30g (0.1単位); たまねぎ30g (0.1単位); みょうが5g*; トマト120g (0.3単位)	だいこん90g (0.1単位); きゅうり30g (0.1単位)	レタス15g*; みずな25g (0.2単位); なす70g (0.3単位); ピーマン35g (0.1単位); きゅうりピクルス5g*; パセリ1g*; ラディッシュ5g*; オクラ5g*	
	表4	魚・肉・卵・豆・乳	12.0単位	360kcal (30×12)	納豆50g (2.5単位); しらす干し5g (0.3単位); ヨーグルト(無糖)90g (1.1単位)	豚ロース肉(しゃぶしゃぶ用)60g (4.0単位)	ブラックタイガー20g (1.3単位); メルルーサ20g (1.0単位); するめいか15g (1.0単位); 鶏卵20g (0.8単位)	
たんぱく質を含まない食品	表5	砂糖・甘味料		80kcal	砂糖3g (12kcal); あんずジャム20g (50kcal)		砂糖3g (12kcal); はちみつ2g (6kcal)	みかんジュース(果汁20%)220g
	表6	油脂		577kcal	ごま油4g (40kcal)	オリーブ油10g (100kcal); マヨネーズ12g (80kcal)	無塩バター10g (67kcal); 植物油7g (70kcal); マヨネーズ6g (40kcal); オリーブ油3g (30kcal); フレンチドレッシング10g (40kcal)	
	別表 1〜5 きのこ・嗜好飲料 菓子・調味料			27kcal	減塩しょうゆ10g; 酒3g; みそ(淡色辛)6g	バルサミコ酢10g	減塩中濃ソース6g; ワインビネガー(酢)5g; 赤ワイン40g; ルイボスティー120g	

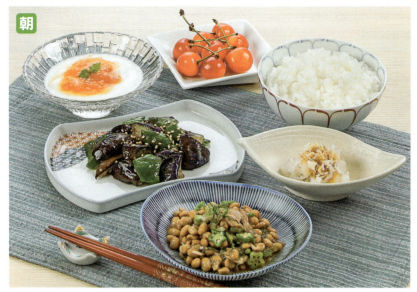

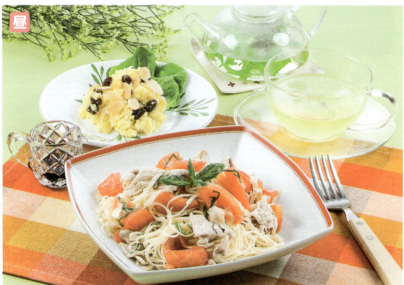

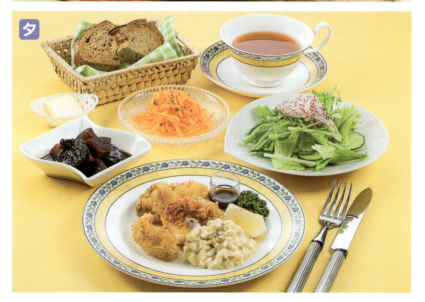

■献立例

[朝] ご飯，納豆，なべしぎ，しらすおろし，ヨーグルト，果物（さくらんぼ）

[昼] イタリアンそうめん，スイートポテトサラダ，アイスハーブティー

[夕] ライ麦トースト（無塩バター添え），フライ盛り合わせ，グリーンサラダ，キャロットラペ，プルーンのワイン煮，ルイボスティー

[間] オレンジジュース

■作り方

[朝] なべしぎ

❶なすはひと口大より小さめの乱切りにして，水にさらした後によく水気をふきとっておきます．

❷ピーマンは種を除いて，なすと同じくらいの大きさに切っておきます．

❸酒，砂糖，みそは合わせておきます．

❹鍋にごま油を入れて香りが立つまで熱し，①と②を炒め，しんなりしたら③を加えて絡ませ，いりごまを散らします．

[昼] イタリアンそうめん

❶トマトは乱切りにしておきます．

❷たまねぎはスライスし，水にさらしてから水気をきっておきます．

❸バジルは飾り用を残して千切りにし，水にさらしてから水気をきっておきます．

❹豚肉は沸騰した湯でさっとゆでた後，氷水につけてから水気をきっておきます．

❺鍋にたっぷりの湯をわかし，そうめんをゆでます．

❻ボールにオリーブ油，塩，黒こしょうを入れてよく混ぜ，①〜④を入れます．

❼ゆであがった⑤をよく流水で洗って水気をきり，⑥に加えます．

❽皿に⑦をきれいに盛りつけ，飾り用のバジルをのせます．バルサミコ酢は好みでかけられるよう別に添えます．

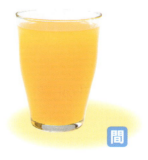

たんぱく質 60g 20単位・2,100kcalの食事

■献立表

	献立名	材料名	分量(1人当り) g	目安量	表1 たんぱく質:20単位→ 5.5 エネルギー:2,094kcal→ 825 単位	表2 1.0 150 単位	表3 1.5 75 単位	表4 12.0 360 単位	表5 80 kcal	表6 577 kcal	別表 27	食塩 5.5 g	備考
朝食	ご飯	米飯	180	小茶わん1 1/2	1.5								
	納豆	納豆	50	1パック				2.5					
		みょうが	5	1/2本			*						
		オクラ(ゆで)	5	1/2本			*						
		しそ	1				*						
		からし(練り)	1								別4	0.1	
		減塩しょうゆ	5	小さじ1弱								0.2	
	なべしぎ	なす	70	小1本			0.3						
		ピーマン	35				0.1						
		ごま油	4	小さじ1					40				
		みそ(淡色辛)	6	小さじ1							別4	0.7	
		酒	3	小さじ1/2強							別2		
		砂糖	3	小さじ1						12			
		ごま(いり)	1	小さじ1/3		0.1							
	しらすおろし	だいこん	90				0.1						
		減塩しょうゆ	5	小さじ1弱								0.2	
		しらす干し	5					0.3				0.2	
	ヨーグルト	ヨーグルト(無糖)	90	小1個				1.1				0.1	
		あんずジャム	20	大さじ1弱						50			
		ミント	少々										
	果物	さくらんぼ	50	8個			0.2						
昼食	イタリアンそうめん	そうめん(ゆで)	180		2.1							0.4	
		豚ロース肉(しゃぶしゃぶ用)	60					4.0					
		トマト	120				0.3						
		たまねぎ(水さらし)	25				0.1						
		バジル	3	5枚			*						
		オリーブ油	10	大さじ1弱					100				
		塩	1	小さじ1/6								1.0	
		黒こしょう	少々										
		バルサミコ酢	10	小さじ2							別4		
	スイートポテトサラダ	さつまいも(蒸し)	80				0.3						
		マヨネーズ	12	大さじ1						80		0.2	
		アーモンド(乾,スライス)	1			0.1							
		干しぶどう	3				*						
		サラダ菜	5	1枚				*					
	アイスハーブティー	水	150										
		レモングラスなど	少々										
夕食	ライ麦トースト	ライ麦パン	50		1.4							0.6	
		無塩バター	10	大さじ1弱						67			
	フライ盛り合わせ	えび(ブラックタイガー)	20	中1尾				1.3				0.1	
		メルルーサ	20					1.0				0.1	
		するめいか	15					1.0				0.1	
		塩	0.5									0.5	
		小麦粉(薄力粉)	5		0.1								
		鶏卵	5					0.2					
		パン粉(生)	10	大さじ3強	0.4							0.1	
		揚げ油(植物油)	7	小さじ2弱					70				
	タルタルソース	鶏卵(ゆで)	15					0.6				0.1	
		たまねぎ(水さらし)	5				*						
		きゅうりピクルス	5				*						
		マヨネーズ	6	大さじ1/2						40		0.1	
	つけ調味	レモン果汁	5	皮つき15g			*						
		減塩中濃ソース	6	1袋								0.1	
		パセリ	1				*						
	グリーンサラダ	レタス	15				*						
		みずな	25				0.2						
		きゅうり	30				0.1						
		フレンチドレッシング	10	小さじ2						40		0.3	
		ラディッシュ	5				*						
	キャロットラペ	にんじん	30				0.1						
		塩	0.3									0.3	
		ワインビネガー(酢)	5	小さじ1							別4		
		オリーブ油	3	小さじ1弱						30			
		粒入りマスタード	1								別4		
		はちみつ	2	小さじ1/3弱						6			
	プルーンワイン煮	プルーン(乾)	20	2個			0.2						
		りんご(皮むき)	30				*						
		砂糖	3	小さじ1						12			
		赤ワイン	40								別2		
	ルイボスティー	ルイボスティー	120								別2		
間食	みかんジュース	みかんジュース(果汁20%)	220	1カップ強						110			

たんぱく質 50g 17単位・エネルギー1,600kcalの食事

適応

　腎臓病の種類を問わず**CKDステージ1, 2で身長154cm相当**の患者さん（主として**50〜74歳の女性**が該当）に用いられます．この食事のたんぱく質量は，一般成人女性に推奨されている食事と同じで，**女性のたんぱく質一般適正食**です[*1]．この食事は，エネルギー量の面から，50歳未満の女性でも，肥満や身体活動が低い患者さんの食事療法に適しています．

エネルギー

　必要エネルギー量は，年齢，性別，身体活動度により異なります．この食事は，**家事に従事する50〜74歳の女性**のほか，**50歳未満の女性でも肥満や身体活動が低い患者さん**に適したエネルギー量です[*2]．

食塩・水分

　食塩は1日3g以上〜6g未満とします．水分に制限はありません．ステージ1, 2のCKD，とくに多発性嚢胞腎では，水分摂取の促進が進行を抑制する可能性があります．

カリウム・リン

　この食事の適応者はCKDステージ1, 2ですので，カリウム・リン制限に配慮する必要はありません．

[*1] この食事のたんぱく質は，標準体重1kg当り0.9〜1.0gです．尿たんぱく量が多い場合（0.5〜1.0g/日以上）には，たんぱく質を少々抑えて40g（減たんぱく質食）とします．

[*2] 50歳以上の女性での基礎代謝基準値は20.7kcal/kg/日です．これに各個人の身体活動係数（生活の大部分が座位で，約2時間程度の立位・歩行がある人の係数は1.5．入院中では1.2〜1.25）と，身長から算出した標準体重（身長m^2×22）または目標体重（身長m^2×22〜24）を乗じたものが1日のエネルギー摂取量の目安となります．しかし，実際のエネルギー必要量は個人差があるので，体重を継時的に測定してエネルギー摂取を増減することが大切です．

単位配分と献立例

　たんぱく質50gは一般成人女性に推奨されている量ですので，通常の献立をベースに少々アレンジを加える程度で作成可能です．

表1　5単位：朝食のパンは焼かずにサンドイッチにしてもよいでしょう．昼食を温かい料理にしたい場合には，焼きそば（蒸し中華めん2.0単位）に変更できます．

表2　1単位：カリウムの多いやまいもは汁物にして，少量でも満足感が得られるように工夫しています．

表3　1単位：野菜は約240g使用しています．ゆでたり，水にさらしたりしなくとも，制限の範囲内であれば生野菜を使って問題ありません．食塩を多く含むザーサイは，洗って余分な塩気を取ってから使用しています．

表4　10単位：夕食のうなぎは，季節に応じて，さんま，ぶりなど旬の魚に変更するとよいでしょう．市販の総菜は，食塩を多く含みがちなので，栄養成分表示を確かめて利用しましょう．

表5　表6：砂糖，油脂，でんぷん製品の使用量によって，エネルギーを調整することができます．たとえば，わらびもちの量を増やせば，よりエネルギーを上げることができます．

別表：揚げ物と酢を使ったたれを組み合わせて，さっぱりと食べやすくしています．市販の顆粒だしは食塩を多く含みますので，栄養成分表示を確かめて使いましょう．からしは粉がらしを使用すると減塩できます．

特殊：調味料に減塩げんたしょうゆ，だしわりしょうゆを使用しています．

　この献立は，カリウム約2,000mg，食塩約5.5gで作成しています．

たんぱく質 50g 17 単位・1,600kcalの食事

■単位配分例と食品構成表

			単位	エネルギー	朝食	昼食	夕食	間食
たんぱく質を含む食品	表1	ご飯・パン・めん	5.0 単位	750kcal (150×5)	食パン 50g（1.7単位）	中華めん 120g（2.0単位）	米飯 150g（1.3単位）	
	表2	果実・種実・いも	1.0 単位	150kcal (150×1)	レモン 7g* / レモン果汁 15g* 大 / メロン 80g（0.3単位）	さくらんぼ 8g*	ごま 1g（0.1単位）小 / ながいも 65g（0.5単位）	
	表3	野菜	1.0 単位	50kcal (50×1)	ザーサイ 5g（0.1単位） / だいこん 15g* / しそ 1g* / にんじん 3g* / きゅうり 30g（0.1単位） / ミニトマト 10g* / トマト 20g*	レタス 10g* / キャベツ 15g（0.1単位） / もやし 25g（0.1単位）	なす 60g（0.2単位） / ピーマン 15g* / かいわれだいこん 5g* / パセリ 1g* / 赤ピーマン 10g* / しょうが 4g* / オクラ 10g（0.1単位）	
	表4	魚・肉・卵・豆・乳	10.0 単位	300kcal (30×10)	鶏卵 25g（1.0単位） / ロースハム 10g（0.5単位）	焼き豚 30g（2.0単位） / 鶏卵 25g（1.0単位） / 牛乳 60g（0.7単位）	うなぎ（かば焼き）65g（4.3単位）	きな粉 5g（0.5単位）小
たんぱく質を含まない食品	表5	砂糖・甘味料		228kcal	はちみつ 10g（29kcal）大	砂糖 18g（72kcal）大	砂糖 2g（8kcal）小	かたくり粉 20g（67kcal）大小 / 砂糖 13g（52kcal）大小
	表6	油脂		126kcal	マヨネーズ 5g（33kcal）小	植物油 2g（20kcal）小 / ごま油 0.3g（3kcal）ミリ	植物油 7g（70kcal）小	
	別表1〜5 きのこ・嗜好飲料 菓子・調味料					わかめ 10g / 粉かんてん 1g 小 / 中華だし 0.3g ミリ / 酢 15g 大 / 減塩だしわりしょうゆ 8g 大 / ウーロン茶 150g	なめこ（水煮缶）10g / だし汁 80g / 減塩しょうゆ 8g 大 / みりん 2g 小 / 減塩だしわりしょうゆ 4g / 酢 3g 小 / せん茶（浸出液）120g	麦茶（浸出液）120g

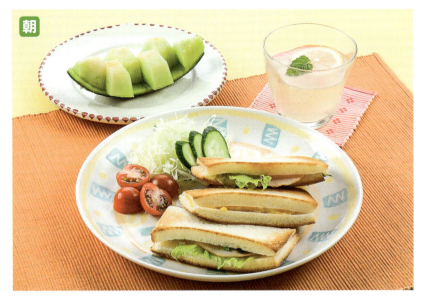

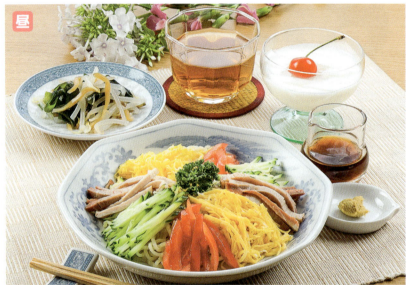

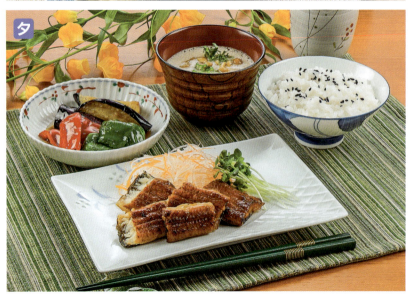

■献立例

朝 ホットサンド（ハムレタス，卵サラダ），果物（メロン），レモネード

昼 冷やし中華，もやしとわかめの中華和え，杏仁豆腐，ウーロン茶

夕 ご飯，うなぎのかば焼き，揚げなす酢じょうゆかけ，冷やしとろろ汁，緑茶

間 わらびもち，麦茶

■作り方

朝 ホットサンド

❶1枚のパンを半分に切り，ゆで卵のみじん切りとマヨネーズを和えたものをはさみます．残りのパンにハムとレタスをはさみます．
❷オーブントースターで①を焼きます．
❸千切りのキャベツ，ミニトマト，スライスしたきゅうりを添え，塩を振ります．
※注：成分値にはパンの耳の分も含まれていますので，耳まで食べても構いません．

昼 冷やし中華

❶卵をほぐし，砂糖を加え，よく混ぜます．油をひいたフライパンで薄焼きにし，細く切って錦糸卵にします．
❷焼き豚，トマト，きゅうりは同じくらいの太さの細切りにします．
❸だしわりしょうゆ，酢，砂糖，顆粒だし，ごま油を混ぜて，たれをつくります．
❹中華めんを沸騰した湯で固さを見ながらゆでます．ゆであがったら，冷水でぬめりをとり，ざるに上げて水気をきります．
❺皿に④を盛り，①②を彩りよくのせ，③をかけ，パセリを飾り，からしを添えます．

昼 もやしとわかめの中華和え

❶もやしを熱湯でしんなりするまでゆで，ざるに上げて冷まします．
❷わかめは食べやすい大きさに切ります．
❸ザーサイは余分な塩気をとるため，水で洗います．水気をよくきったら，もやしと同じくらいの太さに切っておきます．
❹①〜③を和えます．

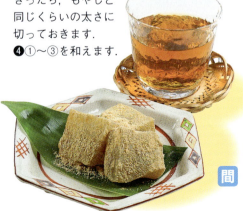

たんぱく質 50g 17単位・1,600kcalの食事

■献立表

	献立名	材料名	分量(1人当り) g	目安量	表1 たんぱく質:17単位 5.0 エネルギー:1,604kcal 750 単位	表2 1.0 150 単位	表3 1.0 50 単位	表4 10.0 300 単位	表5 228 kcal	表6 126 kcal	別表	食塩 5.6 g	備考
朝食	ホットサンド	食パン	50	12枚切り3枚	1.7							0.7	
		マヨネーズ	5	小さじ1強					33			0.1	
		鶏卵	25	小1/2個				1.0				0.1	
		ロースハム	10					0.5				0.3	
		レタス	10				*						
		キャベツ	15				0.1						
		きゅうり	10				*						
		ミニトマト	10	小2個			*						
		塩	0.1									0.1	
	果物	メロン	80	1/8個			0.3						
	レモネード	レモン果汁	15	大さじ1		*							
		はちみつ	10	大さじ1/2弱					29				
		炭酸水	130										
		レモン果汁	2	スライス1枚(7g)		*							
		ミント	少々										
昼食	冷やし中華	中華めん(ゆで)	120	2/3玉強	2.0							0.2	
		鶏卵	25	小1/2個				1.0				0.1	
		砂糖	1	小さじ1/3					4				
		植物油	2	小さじ1/2						20			
		焼き豚	30					2.0				0.8	
		トマト	20				*						
		きゅうり	20				0.1						
		焼きのり	少々								別1		
		減塩だしわりしょうゆ	8	大さじ1/2弱							別4	0.5	
		酢	15	大さじ1									
		砂糖	2	小さじ2/3					8				
		中華だし(顆粒)	0.3								別4	0.2	
		からし(練り)	1								別4	0.1	
		ごま油	0.3							3			
		パセリ	1				*						
	もやしとわかめの中華和え	もやし(ゆで)	25				0.1						
		わかめ(生)	10								別1	0.2	
		ザーサイ	5				0.1					0.3	†
	杏仁豆腐	牛乳	60	1/3カップ弱				0.7				0.1	
		砂糖	5	小さじ12/3					20				
		粉かんてん	1								別1		
		さくらんぼ	8	1個			*						
		砂糖	10	大さじ1弱					40				
		水	50										
		アーモンドエッセンス	少々										
	ウーロン茶	ウーロン茶(浸出液)	150	3/4カップ							別2		
夕食	ご飯	米飯	150		1.3								
		ごま(いり)	1				0.1						
	うなぎのかば焼き 白髪だいこん	うなぎ(かば焼き)	65					4.3				0.9	
		だいこん	15				*						
		にんじん	3				*						
		かいわれだいこん	5				*						
	揚げなす 酢じょうゆかけ	なす	60	中3/4本			0.2						
		ピーマン	15				*						
		赤ピーマン	10				*						
	たれ	揚げ油(植物油)	7	小さじ2弱						70		0.3	
		減塩だしわりしょうゆ	4	小さじ2/3									
		酢	3	小さじ1/2強							別4		
		砂糖	2	小さじ2/3					8				
		しょうが汁	2	皮むき4g			*						
	冷やしとろろ汁	ながいも	65			0.5							
		オクラ(ゆで)	10	中1本			0.1						
		なめこ(水煮缶)	10								別1		
		だし汁(かつお・こんぶ)	80								別4	0.1	
		減塩しょうゆ	8	大さじ1/2弱								0.5	
		みりん	2	小さじ1/3							別4		
		しそ	1	2枚			*						
	緑茶	せん茶	120	3/5カップ							別2		
間食	わらびもち	かたくり粉	20						67				
		水	80										
		砂糖	8	大さじ1弱					32				
		きな粉	5	小さじ21/2				0.5					
		砂糖	5	小さじ12/3					20				
	麦茶	麦茶(浸出液)	120	3/5カップ							別2		

†:ザーサイ5gの食塩量は0.7gですが,ここでは洗って余分な塩気をとっているため,0.3gとしています.

たんぱく質 50g　17 単位・エネルギー1,800kcalの食事

適応

腎臓病の種類を問わず**CKDステージ3**で，**身長167cm相当**の患者さん（主として**50歳以上の男性**が該当）のたんぱく質をやや減らした食事（減たんぱく質食）として用いられます[*1]．

また**ステージ1，2で身長158cm相当**の患者さん（主として**50歳未満の女性**が該当）の食事療法に用いられます．この食事のたんぱく質量は，一般成人女性に推奨されている食事と同じで，女性のたんぱく質一般適正食です[*2]．

エネルギー

必要エネルギー量は，年齢，性別，身体活動度により異なります．この食事は，**50歳以上の男性（事務職）**，および**50歳未満の女性（事務職）**の人に適したエネルギー量です[*3]．

食塩・水分

食塩は1日3g以上～6g未満とします．水分に制限はありません．ステージ1，2のCKD，とくに多発性嚢胞腎では水分摂取の促進が進行を抑制する可能性があります．

カリウム・リン

CKDステージ1，2では，カリウム・リン制限に配慮する必要はありません．ステージ3bでは高カリウム血症となる場合もあります．血清カリウム6.0mEq/L以上ならカリウム摂取制限をします．

[*1] この食事のたんぱく質は，標準体重1kg当り0.8gです．
[*2] 女性にとっては，たんぱく質は標準体重当り0.9～1.0gです．尿たんぱく量が多い場合（0.5～1.0g/日以上）には，たんぱく質を少々抑えて45g（減たんぱく質食）とします．
[*3] 50～64歳の男性での基礎代謝基準値は21.8kcal/kg/日，65～74歳の男性では21.6kcal/kg/日で，50歳未満の女性では21.9kcal/kg/日です．これに各個人の身体活動係数（生活の大部分が座位で，約2時間程度の立位・歩行がある人の係数は1.5，入院中では1.2～1.25）と身長から算出した標準体重（身長m²×22）または目標体重（身長m²×22～24）を乗じたものが1日のエネルギー摂取量の目安となります．エネルギー摂取量は，体重変化を継時的に観察して，増減することが大切です．

単位配分と献立例

一般の食事に近い献立です．適切なたんぱく質量に抑えながら，エネルギーも確保できるように食材の選び方や調理法を工夫しましょう．また，食塩制限にも配慮しましょう．

表1 4単位：朝食はもち，昼食は米飯，夕食はロールパンと変化をつけて楽しめるようにしました．朝食の量が物足りなく感じられる場合は，もちから米飯120gに変更することができます．

表2 1単位：りんごはとくにたんぱく質の少ない果物です．皮をむくと，よりたんぱく質を抑えることができます．サラダにはくるみを加え，香ばしさや食感など，食の楽しみをプラスしました．

表3 1.5単位：全体で約350gを使用しました．ゆで野菜を上手に利用すれば，カリウム量を抑えられます．パセリやバジルなどの香味野菜を少量使うと，薄味でも満足感が得られます．

表4 10.5単位：魚，肉，卵，牛乳とアミノ酸スコアの高い食品を使用しています．殻付きのあさりを使用することで，見た目にもボリューム感を出しました．

表5 砂糖とはちみつを使用しています．すき焼き風卵とじのしらたき（別表1）をくずきりに変えると，よりエネルギーアップさせることができます．

表6 マヨネーズと生クリームを組み合わせた口当たりの良いドレッシングでエネルギーアップしています．

別表 きのこにはカリウムが多く含まれますので，1回当たりに使用する量を守りましょう．

特殊 間食にエネルギー調整食品のハイカロ160みかんゼリー（終売）を使用しています．

この献立は，カリウム約2,100mg，食塩約6gで作成しています．

たんぱく質 50g 17単位・1,800kcalの食事

■単位配分例と食品構成表

			単位	エネルギー	朝食	昼食	夕食	間食
たんぱく質を含む食品	表1	ご飯・パン・めん	4.0単位	600kcal (150×4)	もち 75g (1.0単位)	米飯 180g (1.5単位)	ロールパン 45g (1.5単位)	
	表2	果実・種実・いも	1.0単位	150kcal (150×1)	みかん缶 30g (0.1単位)	いちご 20g (0.1単位)	りんご 50g* / じゃがいも 50g (0.3単位) / くるみ 10g (0.5単位)	
	表3	野菜	1.5単位	75kcal (50×1.5)		キャベツ 30g(0.1単位) / だいこん 75g(0.1単位) / にんにく 4g(0.1単位) / にんじん 45g(0.1単位) / たまねぎ 30g(0.1単位) / かぼちゃ 15g(0.1単位) / トマト 30g(0.1単位) / ししとうがらし 10g(0.1単位)	しゅんぎく 20g(0.2単位) / さやいんげん 5g* / ねぎ 20g(0.1単位) / セロリー 10g* / きゅうり 15g(0.1単位) / 赤ピーマン 15g(0.1単位) / 黄ピーマン 20g(0.1単位)	
	表4	魚・肉・卵・豆・乳	10.5単位	315kcal (30×10.5)	納豆 20g (1.0単位) / かつおぶし 3g (0.6単位) / 牛乳 50g (0.6単位) / さくらえび 2g (0.4単位)	牛ばら肉 60g (2.4単位) / 鶏卵 25g (1.0単位) / 焼きどうふ 40g (1.0単位)	すずき 45g (3.0単位) / あさり 25g (0.5単位)	
たんぱく質を含まない食品	表5	砂糖・甘味料		111kcal	砂糖 10g (40kcal) / はちみつ 7g (20kcal)	砂糖 10g (40kcal)	はちみつ 4g (11kcal)	
	表6	油脂		390kcal		植物油 10g (100kcal)	オリーブ油 17g (170kcal) / マヨネーズ 12g (80kcal) / 生クリーム 10g (40kcal)	
	別表1〜5 きのこ・嗜好飲料 菓子・調味料				粉かんてん 1g / 酢 6g / 濃口しょうゆ 6g / せん茶(浸出液) 120g	まいたけ 20g / しらたき 40g / 濃口しょうゆ 8g / しいたけ 10g / 酒 10g / だし汁 10g / ほうじ茶(浸出液) 120g	酒 10g	
	特殊			160kcal				みかんゼリー 76g(160kcal)

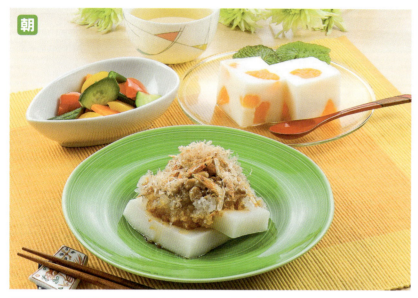
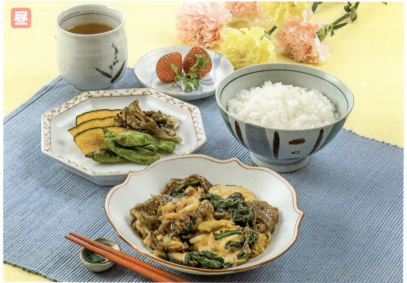
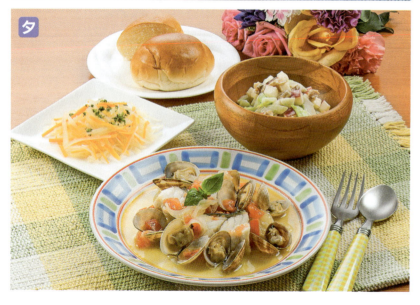

■献立例

朝 納豆おろしもち，ピクルス，みかん入り牛乳かん，緑茶

昼 ご飯，すき焼き風卵とじ，野菜の網焼き，果物（いちご），ほうじ茶

夕 ロールパン，白身魚とあさりの洋風煮，ウォルドーフサラダ，千切りじゃがいもとにんじんの炒め物

間 みかんゼリー

■作り方

夕 白身魚とあさりの洋風煮

❶すずきは斜めに切っておきます．
❷トマトは8mm角，たまねぎは薄切り，にんにくも薄切りにします．
❸フライパンに①と殻付きのあさりを並べ，②を全体に散らします．
❹③の上から酒とオリーブ油をかけ，塩こしょうをふります．
❺フタをして弱火で10分ほど熱します．時々，火の通りを見ながら，野菜などから出た汁をスプーンですくって魚にかけます．
❻沸騰してあさりの殻が開き，魚に火が通れば完成です．最後にバジルを飾ります．

夕 ウォルドーフサラダ

❶キャベツはさっとゆでて水気を絞り，1cm角に切ります．りんごは皮つきのまま5mm角に，セロリーは薄切りにします．
❷くるみはフライパンで軽く煎って，冷ましてから粗めに砕いておきます．
❸マヨネーズ，生クリーム，レモン果汁，はちみつ，塩，こしょうを混ぜ，①②の材料と合わせます．少し時間をおくと，味がこなれます．

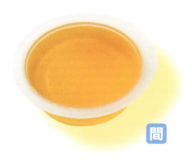

たんぱく質 50g 17単位・1,800kcalの食事

■献立表

	献立名	材料名	分量(1人当り) たんぱく質:17単位 エネルギー:1,801kcal	目安量	表1 4.0 600 単位	表2 1.0 150 単位	表3 1.5 75 単位	表4 10.5 315 単位	表5 111 kcal	表6 390 kcal	別表 単位	特殊 160 kcal	食塩 6.0 g	カリウム 2,088 g
朝食	納豆おろしもち	もち	75	切りもち小2個弱	1.0									20
		納豆	20	1/2パック弱				1.0						130
		さくらえび	2					0.4					0.1	24
		かつおぶし	3					0.6						30
		だいこん	75				0.1							170
		濃口しょうゆ	6	小さじ1							別4		1.0	24
	ピクルス	きゅうり	15				0.1							30
		赤ピーマン	15				0.1							32
		黄ピーマン	20				0.1							40
		にんじん(ゆで)	15				*							35
		さやいんげん(ゆで)	5	小1本			*							14
		酢	6	小さじ1強							別4			
		はちみつ	7	小さじ1					20					2
		塩	0.2										0.2	
	みかん入り牛乳かん	牛乳	50	1/4カップ				0.6					0.1	78
		砂糖	10	大さじ1強						40				
		粉かんてん	1								別1			
		水	60	1/3カップ弱										
		みかん缶	30			0.1								23
	緑茶	せん茶(浸出液)	120	3/5カップ							別2			30
昼食	ご飯	米飯	180	小茶わん11/2	1.5									45
	すき焼き風卵とじ	牛ばら肉	60					2.4						96
		焼きどうふ	40					1.0						40
		鶏卵	25	小1/2個				1.0					0.1	30
		しらたき	40								別1			
		しいたけ	10	中1枚							別1			30
		しゅんぎく(ゆで)	20				0.2							55
		ねぎ	20				0.1							40
		植物油	10	大さじ1弱					100					
		濃口しょうゆ	8	大さじ1/2弱							別4		1.2	32
		砂糖	10	大さじ1強						40				
		酒	10	小さじ2							別2			1
	野菜の網焼き	ししとうがらし	10	2本			0.1							34
		かぼちゃ(ゆで)	15				0.1							65
		まいたけ	20								別1			50
		だし汁(かつお)	10	小さじ2							別4			3
		塩	0.1										0.1	
	果物	いちご	20	小2粒			0.1							34
		セルフィーユ	少々											
	ほうじ茶	ほうじ茶(浸出液)	120	3/5カップ							別2			30
夕食	パン	ロールパン	45	中11/2個	1.5								0.6	45
	白身魚とあさりの洋風煮	すずき	45					3.0						180
		あさり	25	殻付き60g				0.5					1.0	35
		たまねぎ	30				0.1							45
		にんにく	4				0.1							20
		トマト	30				0.1							63
		オリーブ油	12	大さじ1					120					
		酒	10	小さじ2							別2			1
		塩	0.8										0.8	
		こしょう	少々											
		バジル	少々											
	ウォルドーフサラダ	りんご(皮つき)	50			*								60
		くるみ	10			0.5								55
		キャベツ(ゆで)	30				0.1							27
		セロリー	10				*							41
		マヨネーズ	12	大さじ1					80				0.2	
		生クリーム(乳脂肪)	10	小さじ2					40					8
		レモン果汁	少々											
		はちみつ	4	小さじ1/2強					11					1
		塩	0.3										0.3	
		こしょう	少々											
	千切りじゃがいももとにんじんの炒め物	じゃがいも(水煮)	50	中1/2個			0.3							170
		にんじん(ゆで)	30				0.1							70
		オリーブ油	5	小さじ1強					50					
		塩	0.3										0.3	
		パセリ(みじん切り)	少々											
間食	みかんゼリー	高エネルギーゼリー(みかん味)	76									160		

117

たんぱく質 40g　13 単位・エネルギー 1,600kcal の食事

適応

　この食事はCKDステージ3[*1]で身長154〜158cm相当の患者さん（主として30〜74歳の女性が該当）に，たんぱく質の過剰摂取を避ける目的で，減たんぱく質食として用いられます．一般成人女性に推奨されるたんぱく質は50gですので，たんぱく質摂取に関してはごく軽度の制限[*2]です．

エネルギー

　この食事療法は緩やかですが，たんぱく質制限下にあるので，適正で不足のないエネルギー量の摂取が必要です．必要エネルギー量は，年齢，性別，身体活動度により異なります．この食事は，事務職あるいは家事に従事する30〜74歳の女性に適したエネルギー量です[*3]．

食塩・水分

　食塩は，高血圧やむくみに応じて，1日3g以上〜6g未満に制限します．

カリウム・リン

　通常，ステージ3a（糸球体濾過量45〜59mL/分）で，減たんぱく質食であれば血清カリウムは上昇しません．

　ステージ3b（糸球体濾過量30〜44mL/分）で，高カリウム血症（血清カリウム6.0mEq/L以上）であれば，カリウム摂取制限（2,000mg未満/日）をします．

[*1] CKDステージ3は，慢性腎臓病（糸球体濾過量30〜59mL/分）の腎機能軽度〜中等度低下の状態のことをさします．
[*2] この食事のたんぱく質は標準体重1kg当り約0.8gです．
[*3] 50歳未満の女性での基礎代謝基準値は21.9kcal/kg/日，50歳以上の女性では20.7kcal/kg/日です．これに各個人の身体活動係数（生活の大部分が座位で，約2時間程度の立位・歩行がある人の係数は1.5，入院中では1.2〜1.25）と，身長から算出した標準体重（身長m^2×22）または目標体重（身長m^2×22〜24）を乗じたものが，1日のエネルギー摂取の目安となります．エネルギー摂取量は，体重を経時的に測定して増減することが大切です．

単位配分と献立例

　治療用特殊食品を使用しなくても作成可能な献立ですが，主食をしっかり摂りたいときやエネルギー補給に甘い菓子類をとるのが苦手な場合には，治療用特殊食品を取り入れた献立にするとよいでしょう．

表1　**3単位**：主食の量が物足りない場合には，朝・夕食の主食に治療用特殊食品を取り入れ，昼食のきしめんを普通のうどんにすることができます．

表2　**0.5単位**：昼食では，缶詰の果物を使用して，カリウムを抑えています．風味づけのすだちやレモンは季節に応じて，ゆずなどに交換できます．柑橘類のさわやかな酸味と香りによって，薄味でも満足感が得られます．

表3　**1単位**：野菜は全体で約210g使用しています．たけのこは缶詰を使用していますが，手に入れば生を使っても制限の範囲内に収まります．

表4　**8.5単位**：昼食のきしめんの鶏肉45gをえび45gに交換したり，春巻のえび30gを貝柱（生）40gまたは豚肉30gと交換したりすることが可能です．

表5　表6　はるさめを用いて，ボリュームとエネルギーをアップさせています．単調な味つけにならないよう，油脂類を効果的に使い分けました．

別表　鶏がらだしやゼラチンは，少量ではたんぱく質の計算が不要ですが，たんぱく質を多く含む食品ですので1回使用量の範囲内で使用しましょう．干ししいたけは生に比べてうま味が強く，少量でもコクを出すことができます．

特殊　昼食にジンゾウ先生のでんぷんきしめんを使用しています．調味料として食塩濃度5%減塩しょうゆを使用しています．

この献立は，カリウム約1,500mg，食塩約4.5gで作成しています．

たんぱく質 40g 13単位・1,600kcalの食事

■単位配分例と食品構成表

			単位	エネルギー	朝食	昼食	夕食	間食
たんぱく質を含む食品	表1	ご飯・パン・めん	3.0単位	450kcal (150×3)	イングリッシュマフィン 45g (1.3単位)		米飯 130g (1.1単位)	春巻の皮(市販) 20g (0.6単位)
	表2	果実・種実・いも	0.5単位	75kcal (150×0.5)	グレープフルーツ 70g (0.2単位) / レモン果汁 1g*	びわ缶 40g* / 洋なし缶 50g* / すだち 3g*	さつまいも 50g (0.2単位) / 干しぶどう 2g* / レモン果汁 5g*	
	表3	野菜	1.0単位	50kcal (50×1)		たけのこ(水煮缶) 15g (0.1単位) / しそ 2g* / にんじん 20g* / みょうが 10g* / みずな 5g* / ねぎ 15g (0.1単位) / たまねぎ 5g*	チンゲンサイ 60g (0.2単位) / かいわれだいこん 3g* / トマト 5g* / サラダ菜 10g (0.3単位) / だいこん 60g (0.1単位)	
	表4	魚・肉・卵・豆・乳	8.5単位	255kcal (30×8.5)	鶏卵 50g (2.0単位) / 卵黄 10g (0.5単位)	鶏肉 45g (3.0単位)	しばえび 30g (2.0単位) / 豚ロース肉 15g (1.0単位)	
たんぱく質を含まない食品	表5	砂糖・甘味料		128kcal			はるさめ(緑豆) 15g (50kcal) / かたくり粉 2g (7kcal) / 砂糖 5g (20kcal)	ぶどうジュース 60g (31kcal) / 砂糖 5g (20kcal)
	表6	油脂		384kcal	無塩バター 4g (27kcal) / マヨネーズ 10g (67kcal) / 植物油 6g (60kcal)	ごま油 1g (10kcal)	植物油 12g (120kcal)	生クリーム 25g (100kcal)
	別表1〜5 きのこ・嗜好飲料・菓子・調味料				酢 7g / コーヒー(浸出液) 150g	鶏がらだし 100g	干ししいたけ 1g / だし汁 12g / わかめ 20g / 酒 2g	ゼラチン 1g
	特殊 たんぱく質・エネルギー調整食品			280kcal		でんぷんめん 100g (280kcal) / 減塩しょうゆ 7g	減塩しょうゆ 7g	

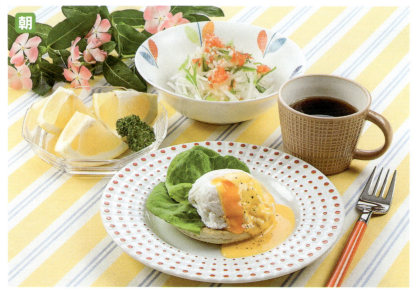

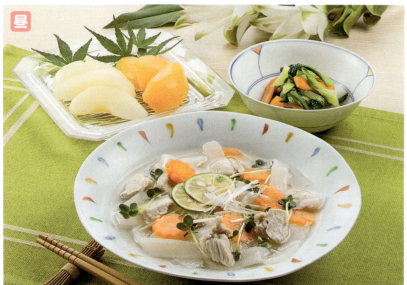

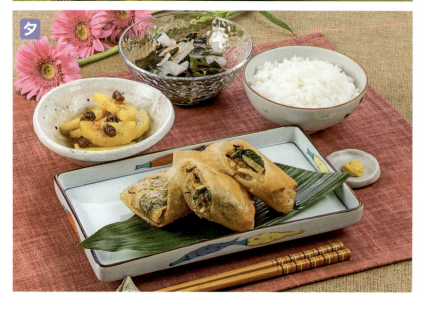

■献立例

朝 エッグベネディクト，だいこんのサラダ，果物（グレープフルーツ），コーヒー

昼 すだち風味の塩きしめん，チンゲンサイとにんじんの和え物，果物（びわ缶，洋なし缶）

夕 ご飯，えび入り春巻，野菜とわかめのレモン酢和え，さつまいものレーズン煮

間 ぶどうのムース

■作り方

朝 エッグベネディクト

❶鍋で沸騰させた湯に1割ほどの酢を入れ，スプーンなどでかきまぜて渦を作り，卵を静かに落とし入れ，ポーチドエッグを作ります．白身の形を整えながら，好みの硬さになるまで2～3分ゆでます．

❷水を入れたボールに①をすくい取り，冷えたらペーパータオルで水気をふきとっておきます．

❸ソースをつくります．バターを電子レンジで溶かし，卵黄を入れて混ぜます．

❹③にマヨネーズを入れよくまぜ，レモン汁を入れます．濃度が濃いときは，白ワイン（分量外）を少々入れます．

❺横にスライスしたイングリッシュマフィンを軽くトーストし，サラダ菜，②の順にのせ，④のソースをかけます．上から黒こしょうをふります．

間 ぶどうのムース

❶ゼラチンを分量の水でふやかしておきます．

❷小鍋にぶどうジュースと砂糖を火にかけ，沸騰直前に火を止めます．①を入れてよく溶かし，粗熱をとっておきます．

❸生クリームに砂糖を入れ，もったりとクリーム状になるまで泡立てます．

❹③の中に②を少しずつ入れて混ぜ，型に入れて冷蔵庫で3～4時間冷やします．自然にムースが3層に分離します．

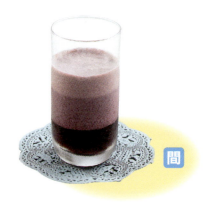

たんぱく質 40g 13単位・1,600kcalの食事

■献立表

	献立名	材料名	分量(1人当り)	目安量	表1	表2	表3	表4	表5	表6	別表	特殊		食塩	カリウム
			たんぱく質：13単位→		3.0	0.5	1.0	8.5						4.4	1,531
			エネルギー：1,622kcal→		450	75	50	255	128	384		280			
			g		単位	単位	単位	単位	kcal	kcal		単位	kcal	g	g
朝食	エッグベネディクト	イングリッシュマフィン	45	1個弱	1.3									0.5	39
		鶏卵	50	小1個				2.0						0.2	60
		サラダ菜	10	中葉2枚			0.3								40
	オランデーズソース風	┌無塩バター	4	小さじ1						27					
		│卵黄	10	小1/2個				0.5							10
		│マヨネーズ	10	大さじ1弱						67				0.2	
		│レモン果汁	1				*								1
		└黒こしょう	少々												
	だいこんのサラダ	だいこん	40					0.1							91
		みずな	5				*								24
	イタリアンドレッシング	┌たまねぎ（水さらし）	5				*	*							4
		│トマト	5					*							10
		│酢	7	大さじ1/2弱							別4				
		│植物油	6	大さじ1/2					60						
		│こしょう	少々												
		│塩	0.2											0.2	
		└マスタード	少々												
	果物	グレープフルーツ（白）	70	中1/4個		0.2									98
		パセリ	少々												
	コーヒー	コーヒー（浸出液）	150	3/4カップ							別2				100
昼食	すだち風味の塩きしめん	でんぷんめん	100									*	280		10
		鶏肉（皮つき）	45					3.0							120
		ねぎ	15				0.1								30
		にんじん（ゆで）	10				*								23
		かいわれだいこん	3				*								3
		すだち果汁	1	スライス3g			*								1
		┌鶏がらだし	100								別4			0.1	70
		│塩	1.8	小さじ1/3弱										1.8	
		└水	80												
	チンゲンサイとにんじんの和え物	チンゲンサイ（ゆで）	60					0.2						0.1	151
		にんじん（ゆで）	10					*							23
		減塩しょうゆ	7	小さじ1強										0.3	
		ごま油	1						10						
	果物	びわ缶	40			*									24
		洋なし缶	50			*									28
夕食	ご飯	米飯	130	小茶わん1強	1.1										32
	えび入り春巻	春巻の皮（市販）	20	2枚	0.6									0.2	11
		しばえび	30					2.0						0.2	80
		豚ロース肉	15					1.0							50
		はるさめ（緑豆）	15						50						
		たけのこ（水煮缶）	15				0.1								11
		しそ	2	4枚			*								10
		干ししいたけ	1	中1/2枚							別1				20
		植物油	2	小さじ1/2					20						
		減塩しょうゆ	7	小さじ1強										0.3	
		かたくり粉	2						7						1
		酒	2	小さじ1/2弱							別2				
		水	5												
		揚げ油（植物油）	10	小さじ2 1/2					100						
		からし（練り）	少々												
	野菜とわかめのレモン酢和え	だいこん	20				*								45
		みょうが	10	1個			*								21
		わかめ（塩蔵、塩抜き）	20								別1			0.2	
		┌だし汁（かつお・こんぶ）	12	大さじ1弱							別4				7
		│レモン果汁	5	小さじ1			*								5
		│砂糖	2	小さじ1弱					8						
		└塩	0.1											0.1	
	さつまいものレーズン煮	さつまいも	50			0.2									240
		水	50												
		砂糖	3						12						
		干しぶどう	2			*									15
		シナモン	少々												
間食	ぶどうのムース	ぶどうジュース（果汁10%）	60						31						3
		砂糖	3	小さじ1					12						
		ゼラチン	1								別4				
		水	5												
		生クリーム（乳脂肪）	25							100					20
		砂糖	2	小さじ2/3					8						

たんぱく質 40g 13単位・エネルギー1,900kcalの食事

適応

この食事はCKDステージ4, 5で，身長167cm相当の患者さん（主に50～74歳の男性が該当）の低たんぱく質食として用いられます[*1]．

エネルギー

この食事療法はたんぱく質制限下にあるので，適正で不足のないエネルギー量が必要です．必要エネルギー量は，年齢，性別，身体活動度により異なります．この食事は，50～74歳の男性の事務職の人に適したエネルギー量です[*2,3]．

なお，エネルギー摂取の主体は炭水化物や脂質に重点が置かれますので，仮に血糖値が高めであったとしても，食事エネルギー量の維持を優先し，血糖コントロールはインスリンなどによる治療の強化を行い，適正レベル以下に食事のエネルギー量を減らすことは避けなければなりません．つまり，エネルギー摂取の維持による血糖上昇に関しては，薬物療法をしっかり併用することが重要です．

食塩・水分

食塩は，高血圧やむくみに応じて，1日3g以上～6g未満に制限します．

カリウム・リン

低たんぱく質食では，カリウムやリンも同時に制限することができます．しかし，血清カリウム6.0mEq/L以上であれば，カリウム摂取制限（1,500mg未満/日）します．

[*1] この食事のたんぱく質は標準体重1kg当り約0.6gです．
[*2] エネルギーは標準体重1kg当り30～35kcalを必要とします．ただし，エネルギー摂取量は，体重を経時的に測定して増減することが大切です．
[*3] 50～64歳の男性での基礎代謝基準値は21.8kcal/kg/日，65～74歳の男性では21.6kcal/kg/日で，50歳未満の女性では21.9kcal/kg/日です．これに各個人の身体活動係数（生活の大部分が座位で，約2時間程度の立位・歩行がある人の係数は1.5，入院中では1.2～1.25）と身長から算出した標準体重（身長m²×22）または目標体重（身長m²×22～24）を乗じたものが1日のエネルギー摂取量の目安となります．エネルギー摂取量は，体重変化を継時的に観察して，増減することが大切です．

単位配分と献立例

たんぱく質を制限しながらも，必要十分なエネルギーを確保する必要があります．ここでは平均エネルギーを使って計算していますが，厳密なエネルギー管理が必要な場合には，誤差が少ない備考のエネルギーで計算しましょう．

表1 1単位：朝食の主食の量を増やしたいときは，昼食のつくね焼きのパン粉をかたくり粉に変更すれば，米飯120gに増量できます．

表2 0.5単位：ごま，ピーナッツなどを和え衣やドレッシングのアクセントに使用しています．果物は，制限の範囲内であれば生食可能です．

表3 1.5単位：多種類の野菜を少量ずつ全体で約250g使用しています．たんぱく質が少ない野菜から選ぶと増量できますが，カリウムも多くなりがちですので注意が必要です．

表4 9.5単位：肉，魚，卵，豆製品をバランスよく取り入れています．特定の食材に偏ることなく多品目を選択するように心がけましょう．

表5 表6 夕食のうどんは，かたくり粉を使用してあんかけにすることで，めんにからみやすく，満腹感が得られます．

別表 昆布茶は食塩を多く含むので，少量を多めのお湯で薄めて風味を楽しむようにします．麦茶は飲み物のなかではカリウム含有量が低めです．

特殊 0.5単位：昼・夕食の主食にたんぱく質調整食品を取り入れ，昼食にゆめごはん1/35トレー，夕食にげんた冷凍めんうどん風を使用しています．間食のゆめせんべい（終売）は甘味が苦手な男性にも食べやすいお菓子です．また，和食は食塩が高くなりがちなので，食塩濃度5%減塩しょうゆ，げんたつゆを使っています．

この献立は，カリウム約1,400mg，食塩約4gで作成しています．

たんぱく質 40g 13単位・1,900kcalの食事

■単位配分例と食品構成表

			単位	エネルギー	朝食	昼食	夕食	間食
たんぱく質を含む食品	表1	ご飯・パン・めん	1.0単位	150kcal (150×1)	米飯110g (0.9単位)	パン粉(生)3g (0.1単位) 大		
	表2	果実・種実・いも	0.5単位	75kcal (150×0.5)	レモン15g* / ごま2g (0.1単位)小	くり(甘露煮)20g (0.1単位) / ぶどう40g (0.1単位)	バターピーナッツ2g (0.2単位) / レモン10g*	
	表3	野菜	1.5単位	75kcal (50×1.5)	キャベツ40g(0.2単位)、しょうが4g*、ねぎ5g*、しそ1g*、にんじん25g(0.1単位)、みずな5g*、アスパラガス30g(0.3単位)、たまねぎ10g*、だいこん30g*、とうもろこし(ホール缶)10g(0.1単位)、ブロッコリー30g(0.4単位)、ピーマン15g*、にんにく2g*、ミニトマト10g*、みょうが5g*、赤ピーマン20g(0.1単位)、セロリー5g*			
	表4	魚・肉・卵・豆・乳	9.5単位	285kcal (30×9.5)	あじ35g (2.3単位)	鶏ひき肉30g (2.0単位) / 鶏卵30g (1.2単位)	豚ロース肉45g(3.0単位) / とうふ(もめん)45g (1.0単位)	
たんぱく質を含まない食品	表5	砂糖・甘味料		138kcal	砂糖2g (8kcal) 小	砂糖3g (12kcal) 小 / かたくり粉1g (3kcal) 小	かたくり粉8g (27kcal) 小 / シャーベット(市販)70g (88kcal)	
	表6	油脂		474kcal	植物油3g (30kcal) 小 / オリーブ油3g (30kcal) 小 / マヨネーズ10g (67kcal) 大	植物油7g (70kcal) 小 / マヨネーズ10g (67kcal) 大	植物油15g (150kcal) 大小 / ごま油6g (60kcal) 大	
	別表1〜5 きのこ・嗜好飲料・菓子・調味料				昆布茶1g 小	あおのり0.2g / えのきたけ10g / だし汁4g 小 / みりん2g 小 / しいたけ5g / 薄口しょうゆ1g ミリ / ほうじ茶(浸出液)120g	だし汁120g / 酒10g 小 / 酢5g 小	麦茶(浸出液)120g
	特殊 たんぱく質・エネルギー調整食品		0.5単位	710kcal	減塩しょうゆ9g 大	たんぱく質調整ご飯1/35 180g (300kcal) / 減塩しょうゆ4g 小	たんぱく質調整うどん200g(0.1単位 290kcal) 大 / 減塩だしわりしょうゆ18g / 減塩しょうゆ2g 小	でんぷんせんべい20g (0.1単位 100kcal)

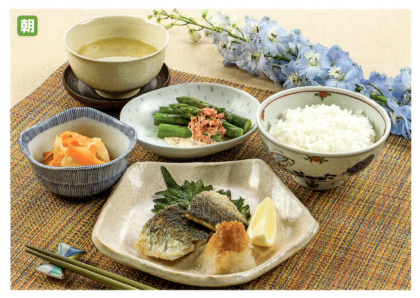
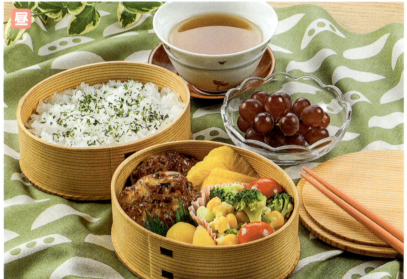
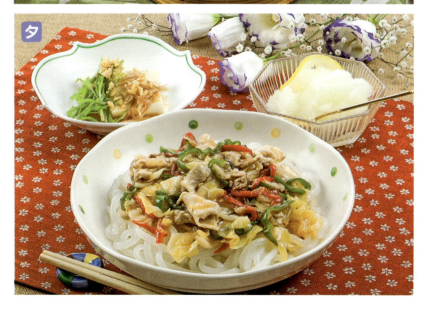

■献立例

朝 ごはん，あじソテー，アスパラガスのソテー，にんじんとセロリのごま和え，昆布茶

昼 ご飯，つくね焼き，卵焼き，ブロッコリーサラダ，くり甘露煮，果物（ぶどう），ほうじ茶

夕 あんかけうどん，とうふサラダ，シャーベット

間 せんべい，麦茶

■作り方

昼 つくね焼き

❶鶏ひき肉に，みじん切りにしたたまねぎ，えのきたけ，しいたけ，パン粉，卵，しょうゆを加え，粘りが出るまでよく混ぜます．

❷①を小判形に丸めて，油をひいたフライパンで両面を焼き，一度取り出します．

❸しょうゆ，砂糖，みりん，しょうが汁，かたくり粉を混ぜ，つくねを焼いたフライパンに入れて煮詰めてたれを作ります．

❹③にとろみがついてきたら，②を戻してからめます．

夕 あんかけうどん

❶たんぱく質調整うどんは袋から取り出し，たっぷりのお湯でゆで，流水で洗いほぐし，ざるに上げて水気を切っておきます．

❷だし汁に減塩だしわりしょうゆとかたくり粉を入れ，合わせておきます．

❸細切りにした豚肉に酒，かたくり粉をもみ込みます．しばらく置いた後，熱湯で色が変わるまでしっかりゆで，ざるに取り，水をきっておきます．

❹ピーマンは種を取り千切りに，キャベツはひと口大に切ります．

❺スライスしたねぎ，にんにく，しょうがを油で炒め，香りを出します．

❻⑤に③と④を加え，さらに②を入れて全体に炒め合わせます．

❼①を器に盛り，⑥をかけます．

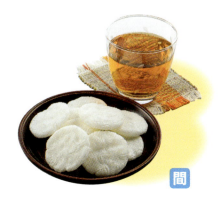

たんぱく質 40g 13単位・1,900kcalの食事

■献立表

	献立名	材料名	分量(1人当り) g	目安量	表1 たんぱく質:13単位→ 1.0 エネルギー:1,907kcal→ 150 単位	表2 0.5 75 単位	表3 1.5 75 単位	表4 9.5 285 単位	表5 138 kcal	表6 474 kcal	別表	特殊 0.5 720 単位	特殊 kcal	食塩 4.2 g	カリウム 1,422 g
朝食	ご飯	米飯	110	小茶わん1弱	0.9										27
	あじソテー	あじ(三枚おろし)	35	中½尾				2.3						0.2	117
		塩	0.2											0.2	
		こしょう	少々												
		植物油	3	小さじ1弱						30					
		レモン果汁	5	皮つき15g		*									5
		だいこん	30					*							68
		しそ	1	2枚				*							5
		減塩しょうゆ	5	小さじ1弱										0.2	
	アスパラガスのソテー	アスパラガス	30	2本				0.3							80
		オリーブ油	3	小さじ1弱						30					
		こしょう	少々												
	マヨネーズソース	┌赤ピーマン	5					*							10
		│マヨネーズ	10	大さじ1弱						67				0.2	
		└減塩しょうゆ	2	小さじ⅓										0.1	
	にんじんとセロリーのごま和え	にんじん(ゆで)	25					0.1							58
		セロリー	5					*							21
		すりごま	2	小さじ⅔			0.1								8
		減塩しょうゆ	2	小さじ⅓										0.1	
		砂糖	2	小さじ⅔					8						
	昆布茶	昆布茶	1	小さじ¼							別2			0.5	7
		水	120												
昼食	ご飯	たんぱく質調整ご飯1/35	180	1パック								300			
		あおのり	0.2								別1				10
	つくね焼き	鶏ひき肉	30					2.0							80
		たまねぎ	10				*								15
		えのきたけ	10								別1				30
		しいたけ	5	中½枚							別1				15
		パン粉(生)	3			0.1									4
		鶏卵	5					0.2							6
		減塩しょうゆ	1												
		植物油	4	小さじ1						40					
	たれ	┌減塩しょうゆ	3	小さじ½										0.2	
		│砂糖	1	小さじ⅓					4						
		│みりん	2	小さじ⅓							別4				
		│しょうが汁	1	皮むき2g				*							5
		└かたくり粉	1	小さじ⅓					3						
	卵焼き	鶏卵	25	小½個				1.0						0.1	30
		だし汁(かつお・こんぶ)	4	小さじ1弱							別4				2
		砂糖	2	小さじ1弱					8						
		薄口しょうゆ	1								別4				0.2	
		植物油	3	小さじ1弱						30					
	ブロッコリーサラダ	ブロッコリー(ゆで)	30					0.4							53
		とうもろこし(ホール缶)	10					0.1						0.1	13
		ミニトマト	10	中1個				*							29
		マヨネーズ	10	大さじ1弱						67				0.2	
	くり(甘露煮)	くり(甘露煮)	20	2粒			0.1								15
	果物	ぶどう	40	1/3ふさ			0.1								52
	ほうじ茶	ほうじ茶(浸出液)	120	⅗カップ							別2				30
夕食	あんかけうどん	たんぱく質調整うどん	200	1個								0.1	290		2
		┌だし汁(かつお・こんぶ)	120	⅗カップ							別4			0.1	72
		│減塩だしわりしょうゆ	18	大さじ1								0.3	30	1.5	30
		└かたくり粉	5	小さじ1⅔				17							2
		豚ロース肉	45					3.0							150
		酒	10	小さじ2							別2				1
		かたくり粉	3	小さじ1				10							1
		キャベツ	40					0.2							80
		ピーマン	15				*								29
		赤ピーマン	15					0.1							32
		ねぎ	5					*							10
		にんにく	2					*							10
		しょうが	2					*							5
		植物油	15	大さじ1と小さじ1強						150					
	とうふサラダ	とうふ(もめん)	45					1.0						0.1	60
		みょうが	5	½個			*								10
		みずな	5					*							24
		バターピーナッツ	2			0.2									16
		┌ごま油	6	大さじ½						60					
		│酢	5	小さじ1							別4				
		└減塩しょうゆ	2	小さじ⅓										0.1	
	シャーベット	シャーベット(市販)	70						88						70
		レモン(輪切り)	10			*									13
間食	せんべい	せんべい(特殊食品)	20									0.1	100	0.1	
	麦茶	麦茶(浸出液)	120	⅗カップ							別2				10

125

たんぱく質 30g　10 単位・エネルギー1,400kcalの食事

適応

　この食事は，CKDステージ4, 5で[*1]，身長150cm相当の患者さんの低たんぱく質食として用いられますが[*2]，エネルギー量の面から主に50～74歳の女性に適用となります．

　通常，この治療食を開始し約2～4週間経過すると，血液尿素窒素（BUN）は血清クレアチニンの約7.5倍程度のレベルまで低下します．しかし，食事内容が不適切な場合には，このような検査所見の改善が認められず，栄養状態も悪化しますので，注意が必要です．

エネルギー

　この食事療法を行うにあたって重要なことは，制限されたたんぱく質量を体内での利用効率の高い良質なたんぱく質（表4の食品）で確保すると同時に，適正かつ不足のないエネルギー量[*3]を確保することです．この食事作りには，エネルギーを高めるためのさまざまな工夫を管理栄養士から指導してもらうようにします．

食塩・水分

　食塩はむくみの程度などにより，1日3g以上～6g未満とします．
　水分制限は限られた場合にのみ必要です．

カリウム・リン

　たんぱく質摂取量を減らすと，カリウム，リンの摂取量も減るので，高カリウム血症や高リン血症の防止という点でも，この食事療法は大変有効です．

[*1] ステージ4は糸球体濾過量30mL/分未満，ステージ5は15mL/分未満に相当します．
[*2] この食事のたんぱく質量は，70歳代の平均的身長の女性で，標準体重1kg当り約0.6gに相当します．
[*3] 1日1,400kcalのエネルギーは，平均的身長の70歳代の女性で，標準体重1kg当り30kcalに相当します．ただし，身体活動量や体重の増減の変化により適宜調整します．

単位配分と献立例

　たんぱく質量が一般的な食事の約半分と制限が厳しいので，治療用特殊食品を主食に取り入れて1日の単位を配分しています．適正なエネルギー量確保が求められるため，平均エネルギーではなく，備考のエネルギーで計算を行います．

表1　1単位：朝食はふつうのパンですが，昼・夕食は治療用特殊食品を使いました．

表2　0.5単位：ピーナッツバターにはカリウムが多く含まれますが，少量を和え衣に使ってコクと風味を出しました．コンポートや缶詰のシロップには果物のカリウムが溶出していますので，飲まないようにしましょう．

表3　1単位：カリウム含有量の低い野菜やゆで野菜をうまく組み合わせ，250g程度使用して，ボリューム感をもたせています．

表4　7単位：表1の単位数を抑えて表4の単位数を確保し，それを三食にバランスよく配分しています．動物性たんぱく質の比率は70％となっています．

表5　表6　砂糖，ジャム，はちみつとバリエーションをもたせました．油を使った料理もしつこくならないように食材の組み合わせや，味つけを工夫しています．

別表　海藻類はカリウムの量が多いので，1回あたりの使用量の範囲内で利用します．間食の緑茶は，カリウム含有量の高い玉露は避け，せん茶にしています．

特殊　昼食にジンゾウ先生のでんぷん細うどん，グンプンでんぷん小麦粉，夕食にお祝い越後ごはん（終売），間食にココアプリンを使用しています．調味料には，減塩げんたしょうゆ，げんたつゆ，だしわりぽんずを使用しています．

この献立は，カリウム約1,500mg，食塩約4gで作成しています．

たんぱく質 30g 10 単位・1,400kcal の食事

■単位配分例と食品構成表

			単位	エネルギー	朝食	昼食	夕食	間食
たんぱく質を含む食品	表1	ご飯・パン・めん	1.0 単位	90kcal	ロールパン 30g (1.0 単位)			
	表2	果実・種実・いも	0.5 単位	86kcal	いちじく 50g (0.1 単位) / レモン果汁 1g*	なつみかん缶 50g (0.1 単位)	ピーナッツバター 3g (0.3 単位)	
	表3	野菜	1.0 単位	65kcal	キャベツ 30g (0.1 単位) / だいこん 45g (0.1 単位) / にんじん 10g* / たまねぎ 10g* / ミニトマト 20g (0.1 単位) / 赤ピーマン 15g*		レタス 60g (0.1 単位) / 糸みつば 5g* / とうもろこし 25g (0.3 単位) / もやし 10g (0.1 単位) / きゅうり 10g* / ねぎ 10g*	
	表4	魚・肉・卵・豆・乳	7.0 単位	310kcal	豚ロース肉(しゃぶしゃぶ用) 15g (1.0 単位) / ヨーグルト(ドリンクタイプ) 100g (1.0 単位)	鶏卵 25g (1.0 単位) / 鶏ささみ 15g (1.0 単位)	たちうお 60g (3.0 単位)	
たんぱく質を含まない食品	表5	砂糖・甘味料		55kcal	ブルーベリージャム 10g (18kcal) / はちみつ 10g (29kcal)		砂糖 2g (8kcal)	
	表6	油脂		120kcal	フレンチドレッシング 5g (20kcal)	植物油 6g (60kcal)	植物油 4g (40kcal)	
	別表1～5 きのこ・嗜好飲料 菓子・調味料					わかめ 10g	しいたけ 10g / えのきたけ 10g / とろろこんぶ 1g / だし汁 123g / 麦茶(浸出液) 120g	せん茶(浸出液) 100g
	特殊 たんぱく質・エネルギー調整食品		0.5 単位	680kcal		でんぷんめん 100g (0.1 単位 310kcal) / 減塩だしわりしょうゆ 10g / でんぷん小麦粉 5g	たんぱく質調整ご飯(赤飯風) 180g (0.2 単位 290kcal) / 減塩しょうゆ 5g / 減塩だしわりしょうゆ 3g / 減塩だしわりぽん酢 10g	エネルギー調整プリン 63g (0.2 単位 80kcal)

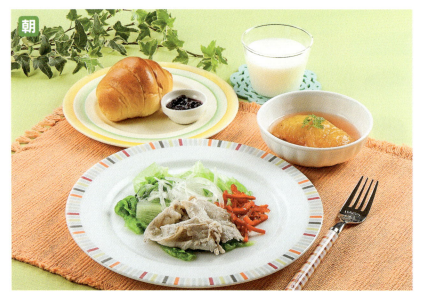
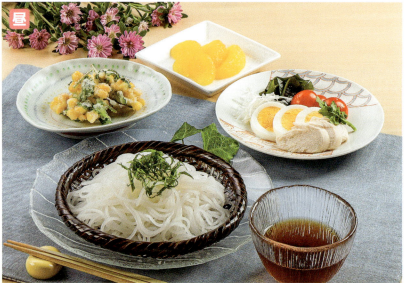
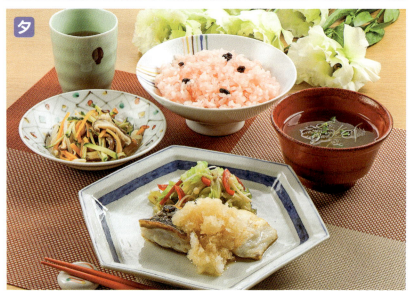

■献立例

朝 ロールパン（ブルーベリージャム添え），豚肉とレタスのサラダ，いちじくのコンポート，ヨーグルト（ドリンクタイプ）

昼 五目つけうどん，とうもろこしのかきあげ，果物（なつみかん缶）

夕 赤飯，とろろこんぶのすまし汁，たちうおのおろしソースかけ，野菜のピーナッツ和え，麦茶

間 ココアプリン，緑茶

■作り方

昼 五目つけうどん

❶卵は好みの硬さにゆでて，半分をスライスしておきます．
❷わかめは水につけて戻し，戻ったら水を切ります．さっと熱湯をかけると色がきれいになります．
❸ミニトマトは半分に切り，ねぎは3cm長さの白髪ねぎにしておきます．
❹鶏ささみは酒をふって電子レンジで火を通し，食べやすく切っておきます．
❺しそは千切りにしておきます．
❻だしわりじょうゆを5倍の水で薄めたつけ汁を冷やしておきます．
❼でんぷん細うどんは，ゆであがったら冷水にとって冷まし，水気をよくきってから皿に盛りつけ，⑤のしそを散らします．
❽①～④を別皿に盛りつけ，クレソンを添えます．

夕 野菜のピーナッツ和え

❶しいたけは軽く網焼きにしてから，細切りにします．
❷きゅうりは千切りにしておきます．
❸にんじんは千切りにし，もやしと一緒に軽くゆでて，水気をきっておきます．
❹ピーナッツバター，砂糖，しょうゆ，だし汁をよく混ぜ，和えごろもを作ります．
❺①～③を④で和えます．

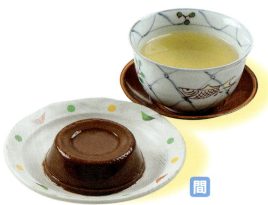

たんぱく質 30g 10単位・1,400kcalの食事

■献立表

	献立名	材料名	分量(1人当り) g	目安量	表1 たんぱく質:10単位 1.0 エネルギー:1,406kcal 90 単位	表2 0.5 86 単位	表3 1.0 65 単位	表4 7.0 310 単位	表5 55 kcal	表6 120 kcal	別表	特殊 0.5 680 単位	特殊 kcal	食塩 3.8 g	エネルギー 1,406 kcal
朝食	パン	ロールパン	30	1個	1.0									0.4	90
		ブルーベリージャム	10	大さじ1/2弱					18						18
	ヨーグルト(ドリンクタイプ)	ヨーグルト(ドリンクタイプ)	100					1.0						0.1	70
	豚肉とレタスのサラダ	豚ロース肉(しゃぶしゃぶ用)	15	1枚				1.0							30
		レタス	60				0.1								6
		赤ピーマン	10				*								3
		たまねぎ(水さらし)	10				*								3
		フレンチドレッシング	5	小さじ1					20					0.2	20
	いちじくのコンポート	いちじく	50	1個			0.1								27
		はちみつ	10	大さじ1/2弱					29						29
		水	40												
		レモン果汁	1				*								
		セルフィーユ	少々												
昼食	五目つけうどん	でんぷんめん	100	1パック								0.1	310	0.1	310
		鶏卵(ゆで)	25	小1/2個				1.0						0.1	30
		鶏ささみ	15					1.0							30
		ミニトマト	20	中2個			0.1								6
		わかめ(塩蔵、塩抜き)	10								別1			0.1	
		ねぎ	10				*								2
		しそ	少々	1/2枚											
		クレソン	少々												
	つけ汁	減塩だしわりしょうゆ	10	大さじ1/2強										1.0	
		水	50												
	とうもろこしのかきあげ	とうもろこし(ゆで)	25				0.3								24
		糸みつば	5				*								1
		でんぷん小麦粉	5	小さじ2弱											
		植物油	6	大さじ1/2					60						60
	果物	なつみかん缶	50				0.1								41
夕食	赤飯	たんぱく質調整ご飯(赤飯風)	180	1パック								0.2	290		290
	とろろこんぶのすまし汁	とろろこんぶ	1								別1			0.1	
		かいわれだいこん	少々												
		だし汁(かつお・こんぶ)	120	3/5カップ							別4			0.1	
		減塩しょうゆ	2	小さじ1/3										0.1	
		塩	0.5											0.5	
	たちうおのおろしソースかけ	たちうお	60					3.0							150
		植物油	4	小さじ1					40						40
		塩	0.2											0.2	
		こしょう	少々												
		だいこん	45				0.1								8
		減塩だしわりぽん酢	10	小さじ2										0.4	
	付け合わせ	キャベツ(ゆで)	30				0.1								5
		赤ピーマン	5				*								1
		えのきたけ	10								別1				
		減塩だしわりしょうゆ	3	小さじ1/2										0.3	
	野菜のピーナッツ和え	にんじん(ゆで)	10				*								3
		きゅうり	10				*								2
		もやし(ゆで)	10				0.1								1
		しいたけ	10	中1枚							別1				
		ピーナッツバター	3	小さじ1/2		0.3									18
		砂糖	2	小さじ2/3					8						8
		減塩しょうゆ	3	小さじ1/2										0.2	
		だし汁(かつお・こんぶ)	3	小さじ1/2強							別4				
	麦茶	麦茶(浸出液)	120	3/5カップ							別2				
間食	ココアプリン	エネルギー調整プリン	63									0.2	80		80
	緑茶	せん茶(浸出液)	100	1/2カップ							別2				

129

たんぱく質 30g 10単位・エネルギー1,600kcalの食事

適 応

　この食事は，CKDステージ4,5で*¹，身長154cm相当の患者さんの低たんぱく質食として用いられますが*²，エネルギー量の面から主に50〜74歳の女性に適用となります．通常，この治療食を開始し約2〜4週間経過すると，血液尿素窒素（BUN）は血清クレアチニンの約7.5倍程度のレベルまで低下します．しかし食事内容が不適切な場合には，このような検査所見の改善が認められず，栄養状態も悪化しますので，注意が必要です．

エネルギー

　この食事療法を行うにあたって重要なことは，制限されたたんぱく質量を体内での利用効率の高い良質なたんぱく質（表4の食品）で確保すると同時に，適正かつ不足のないエネルギー量*³を確保することです．この食事作りには，治療用特殊食品の利用を含め，十分なエネルギーをとるためのさまざまな工夫を管理栄養士から指導してもらうことが必要です．

食塩・水分

　食塩はむくみの程度などにより，1日3g以上〜6g未満とします．水分制限は限られた場合にのみ必要です．

カリウム・リン

　たんぱく質摂取量を減らすと，カリウム，リンの摂取量も減るので，高カリウム血症や高リン血症の防止という点でも，この食事療法は大変有効です．

*¹　ステージ4は糸球体濾過量30mL/分未満，ステージ5は15mL/分未満に相当します．
*²　この食事のたんぱく質量は，50〜74歳の平均的身長の女性で，標準体重1kgあたり約0.6gに相当します．男性でも小さめの体格の方は，この食事の対象になります．
*³　エネルギー1,600kcalは，50〜74歳の平均的身長の女性で，標準体重1kg当り30kcalに相当します．ただし，身体活動量や体重の増減の変化により適宜調整します．

単位配分と献立例

　表1の代わりに治療用特殊食品を取り入れ，無理なくエネルギーアップをはかった食事内容にしています．エネルギー計算では，誤差を少なくするために備考のエネルギーを使っています．

表1 0単位：朝・昼・夕ともに主食は治療用特殊食品を使いましたので，表1の食品はありません．

表2 0.5単位：たんぱく質量の制限に伴い，カリウム摂取量も抑えられるので，生の果物を摂取することができます．

表3 1.5単位：食事内容を充実させるために，野菜は約350g使用しています．

表4 7.5単位：アミノ酸スコアの高い動物性たんぱく質が75％を占める献立です．夕食の主菜に4単位をまとめて使うことで満足感が得られます．

表5 砂糖の量を控え，甘くなりすぎない献立にしています．エネルギーをさらに上げたいときは，ジャムを高糖度のものにします．

表6 油脂の使用を極力抑えたほか，油のしつこさを感じさせない調理法を選び，味つけも工夫しています．

別表 市販のコンソメは食塩を多く含むので，栄養成分表示を確かめて使用しましょう．

特殊 0.5単位：主食はすべて治療用特殊食品で，朝・夕食はピーエルシーごはん1/10魚沼産コシヒカリ，昼食には越後の丸パンを使用しています．また，副菜にアプロテンたんぱく調整マカロニタイプ，調味料として減塩げんたしょうゆを使用しています．特殊食品を上手に使えば，表5・6を多量に使用することなく献立を作成することができます．

　この献立は，カリウム約1,500mg，食塩約4gで作成しています．

たんぱく質 30g 10単位・1,600kcalの食事

■単位配分例と食品構成表

			単位	エネルギー	朝食	昼食	夕食	間食
たんぱく質を含む食品	表1	ご飯など						
	表2	果実・種実・いも	0.5単位	70 kcal	すいか 90g(0.2単位)	バレンシアオレンジ 90g(0.3単位)	レモン 7g*	
	表3	野菜	1.5単位	99 kcal	キャベツ 20g(0.1単位)、さやえんどう 10g(0.1単位)、にんじん 55g(0.2単位)、たまねぎ 65g(0.2単位)、赤たまねぎ 10g*、ブロッコリー 25g(0.3単位)	サラダ菜 10g*、だいこん 10g*、とうもろこし(ホール缶)5g*、カリフラワー 25g(0.2単位)、赤ピーマン 10g*、きゅうり 60g(0.2単位)、みょうが 20g(0.1単位)		
	表4	魚・肉・卵・豆・乳	7.5単位	240 kcal	鶏卵 50g(2.0単位)	まぐろ(油漬け缶)15g(1.0単位)、牛乳 45g(0.5単位)	鶏もも肉 60g(4.0単位)	
たんぱく質を含まない食品	表5	砂糖・甘味料		94 kcal	砂糖 2g(8kcal) 小	いちごジャム 25g(50kcal) 小、砂糖 6g(24kcal) 小	砂糖 3g(12kcal) 小	
	表6	油脂		107 kcal	植物油 3g(30kcal) 小	植物油 3g(30kcal) 小	植物油 5g(50kcal) 小、マヨネーズ 7g(47kcal) 小	
	別表1〜5 きのこ・嗜好飲料・菓子・調味料			50 kcal	焼きのり 1g、酢 8g 大、だし汁 10g 小	酢 12g 大、コーヒー(浸出液)50g	トマトピューレー 20g 小、コンソメ 2g 小、酢 5g 小、ワイン(白)5g 小、紅茶(浸出液)150g	
	特殊 たんぱく質・エネルギー調整食品		0.5単位	934 kcal	たんぱく質調整ご飯1/10 180g(0.2単位 300kcal)、減塩しょうゆ 3g 小	たんぱく質調整パン 100g(0.1単位 280kcal)	たんぱく質調整ご飯1/10 180g(0.2単位 300kcal)、たんぱく質調整マカロニタイプ 15g(54kcal)	

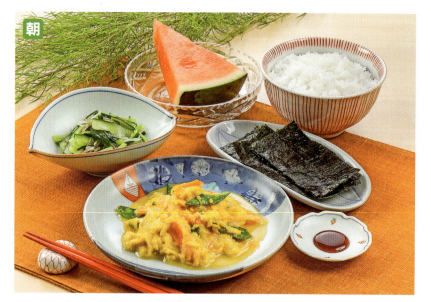

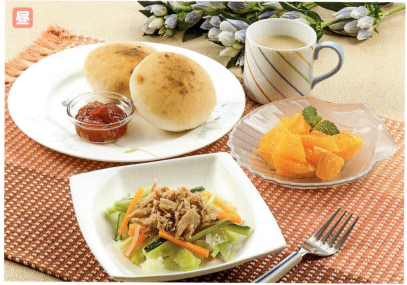

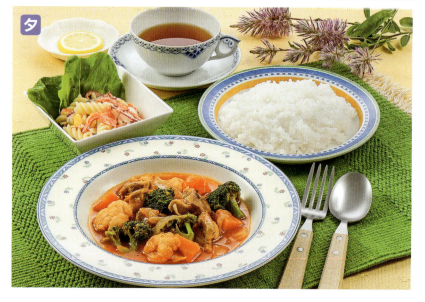

■献立例

朝 ご飯，野菜の卵とじ，きゅうりとみょうがの酢の物，焼きのり，果物（すいか）

昼 丸パン（いちごジャム添え），野菜のマリネ，果物（バレンシアオレンジ），カフェオレ

夕 ご飯，鶏肉のトマト煮，マカロニサラダ，レモンティー

■作り方

昼 野菜のマリネ

❶植物油，酢，砂糖，塩を合わせておきます．
❷キャベツは太めの千切り，だいこん，にんじん，きゅうりはマッチ棒状に切ります．
❸②に①を混ぜて盛りつけ，まぐろ油漬け缶をのせます．

夕 鶏肉のトマト煮

❶鶏肉はひと口大に切ります．
❷たまねぎ，にんじんは乱切り，ブロッコリー，カリフラワーは小房に切り分け，軽くゆでておきます．
❸鍋で①の鶏肉を植物油で軽く炒め，②を入れ，さっと炒め合わせます．水を入れ，弱火で軟かくなるまで煮ます．
❹塩，こしょう，トマトピューレーで味を調え，ワインを入れ，ひと煮たちさせ，火を止めます．

夕 マカロニサラダ

❶マカロニは，表示通りにゆでておきます．
❷赤たまねぎ，赤ピーマンは，食べやすくスライスします．
❸とうもろこしを缶から出し，水気をきっておきます．
❹①～③をマヨネーズ，酢，塩で和えます．
❺器にサラダ菜を敷き，④を盛りつけます．

たんぱく質 30g 10単位・1,600kcalの食事

■献立表

	献立名	材料名	分量(1人当り) g	目安量	表1 たんぱく質:10単位 0 エネルギー:1,594kcal 0 単位	表2 0.5 70 単位	表3 1.5 99 単位	表4 7.5 240 単位	表5 94 kcal	表6 157 kcal	別表	特殊 0.5 934 単位	特殊 kcal	食塩 4.1 g	エネルギー 1,594 kcal
朝食	ご飯	たんぱく質調整ご飯1/10	180	1パック								0.2	300		300
	野菜の卵とじ	鶏卵	50	小1個				2.0						0.2	60
		にんじん	15				*								6
		たまねぎ	25				0.1								9
		さやえんどう	10	5さや			0.1								5
		植物油	3	小さじ1弱					30						30
		塩	0.3											0.3	
		こしょう	少々												
	きゅうりとみょうがの酢の物	きゅうり	40	中2/5本			0.1								7
		みょうが	20	2個			0.1								3
		だし汁(かつお・こんぶ)	10	小さじ2							別4				
		酢	8	大さじ1/2強							別4				
		砂糖	2	小さじ2/3					8						8
		塩	0.3											0.3	
	焼きのり	焼きのり	1	1/3枚							別1				
		減塩しょうゆ	3	小さじ1/2										0.2	
	果物	すいか	90				0.2								34
昼食	丸パン	たんぱく質調整パン	100	2個								0.1	280	0.6	280
		いちごジャム(低糖度)	25	小さじ3 1/2					50						50
	野菜のマリネ	まぐろ(油漬け缶)	15					1.0						0.1	30
		キャベツ	20				0.1								4
		だいこん	10				*								2
		にんじん	10				*								4
		きゅうり	20				0.1								3
		塩	0.2											0.2	
		植物油	3	小さじ1弱					30						30
		酢	12	大さじ1弱							別4				
		砂糖	3	小さじ1					12						12
		塩	0.3											0.3	
	果物	バレンシアオレンジ	90	中2/3個			0.3								36
		ミント	少々												
	カフェオレ	牛乳	45	1/4カップ弱				0.5						0.1	30
		コーヒー(浸出液)	50	1/4カップ							別2				
		砂糖	3	小さじ1					12						12
夕食	ご飯	たんぱく質調整ご飯1/10	180	1パック								0.2	300		300
	鶏肉のトマト煮	鶏もも肉(皮なし)	60					4.0							120
		たまねぎ	40	中1/5個			0.1								15
		にんじん	30				0.1								11
		ブロッコリー(ゆで)	25				0.3								6
		カリフラワー(ゆで)	25				0.2								11
		コンソメ	2	小さじ1弱							別4			0.9	
		水	150	3/4カップ											
		トマトピューレー	20	小さじ4							別4				
		ワイン(白)	5	小さじ1							別2				
		植物油	5	小さじ1強					50						50
		塩	0.5											0.5	
		こしょう	少々												
	マカロニサラダ	たんぱく質調整マカロニタイプ	15									*	54		54
		赤たまねぎ	10				*								4
		とうもろこし(ホール缶)	5				*								4
		赤ピーマン	10				*								4
		サラダ菜	10	中葉2枚			*								2
		マヨネーズ	7	小さじ2弱					47					0.1	47
		酢	5	小さじ1							別4				
		塩	0.3											0.3	
	レモンティー	紅茶(浸出液)	150	3/4カップ							別2				
		砂糖	3	小さじ1					12						12
		レモン果汁	2	スライス7g			*								

133

たんぱく質 20g 7 単位・エネルギー1,800kcalの食事

適応

もっとも厳しい低たんぱく質食（超低たんぱく質食）で[*1]，腎機能障害がかなり悪化した状態で適用されます[*2]．この治療食の導入により，血液尿素窒素（BUN）は，血清クレアチニンの約5倍程度のレベルまで低下します．このような検査所見の改善にともない，尿毒症症状の出現防止や腎機能障害の悪化抑制効果が認められ，透析治療の開始を遅らせることが可能です．

エネルギー

この食事療法では，厳しいたんぱく質摂取量の制限だけでなく，動物性たんぱく質などの良質なたんぱく質の選択と十分なエネルギー確保が不可欠です[*3]．とくにエネルギー確保が不十分だと治療効果が現れないばかりか，栄養状態の悪化を招くことがあります．そのため，治療用特殊食品なども活用したエネルギーを高める工夫を，管理栄養士から指導してもらうことが必要です．

なお，合併症（心不全，感染症など）を併発している場合や，体格の大きな男性などでは，このような厳しい食事療法に固執しないほうがいいでしょう．

食塩・水分

食塩はむくみなどの程度により1日3g以上～6g未満とします．水分制限が必要な場合はほとんどありません．

カリウム・リン

厳しいたんぱく質の制限，それ自体がカリウム・リンの厳しい制限になっています．したがって，カリウム・リンの制限を個別的に意識する必要はありません．

[*1] この食事のたんぱく質量は，平均的体格の女性で，標準体重1kg当り約0.4gに相当します．
[*2] CKDステージ5（糸球体濾過量15mL/分未満）で，透析導入の遅延をめざす病期です．
[*3] エネルギー1,800kcalは，平均的身長の女性で，標準体重1kg当り35kcalに相当とします．ただし，体重の増減など栄養状態の変化に応じて適宜調整します．

単位配分と献立例

厳しい制約を受ける献立です．アミノ酸スコアの高い良質のたんぱく質を摂取できるように表4にウェイトをおいた単位配分となっています．エネルギー計算には，誤差を少なくするために備考のエネルギーを使っています．

表1 0単位：三食ともに主食は治療用特殊食品を使い，その分を表4の単位に充てています．

表2 0.5単位：カリウム制限の範囲内であれば，生の果物をとることも可能です．カリウムを多く含むながいもは，少量でボリューム感を出せるよう短冊切りにしました．みかん缶は献立に彩りをそえるために使っています．

表3 1単位：野菜は285g使用しました．特にたんぱく質の多い野菜を使用しなければ，300g程度まで使用してもカリウムなどは基準内に収まります．

表4 5単位：アミノ酸スコアの高い動物性たんぱく質から，朝食に1単位，昼・夕食は2単位とバランスよく配分しています．

表5 砂糖の甘味が気になるときは，治療用特殊食品の粉あめを使用してもよいでしょう．

表6 十分なエネルギーが補給できるように油を使った料理を多くしました．料理に合わせてごま油やバターなども使用し，風味をプラスしました．

別表 練りわさびには食塩が含まれるので，減塩したい場合には，粉わさびに変えるとよいでしょう．紅茶には，香りづけでミントを入れました．

特殊 0.5単位：朝・夕食はピーエルシーごはん1/10魚沼産コシヒカリ，昼食は越後の食パン，間食はゆめごはん1/35トレーを使用したほか，調味料に減塩げんたしょうゆ，減塩みそを使用しました．

この献立は，カリウム約1,400mg，食塩約4gで作成しています．

たんぱく質 20g 7 単位・1,800kcalの食事

■単位配分例と食品構成表

			単位	エネルギー	朝食	昼食	夕食	間食
たんぱく質を含む食品	表1	ご飯・パン・めん						
	表2	果実・種実・いも	0.5単位	76kcal	みかん缶 20g*		ながいも 40g (0.3単位) パインアップル 60g (0.1単位)	ごま 1g (0.1単位)
	表3	野菜	1.0単位	84kcal	だいこん 25g* しょうが 2g* とうもろこし（ホール缶）5g* ズッキーニ 10g* ねぎ 3g* たまねぎ 50g (0.1単位) レタス 5g* トマト 50g (0.1単位)		さやいんげん 35g (0.2単位) ごぼう 20g (0.1単位) オクラ 20g (0.1単位) 黄ピーマン 20g (0.1単位) ピーマン 5g* きゅうり 20g (0.1単位) にんじん 15g*	
	表4	魚・肉・卵など	5.0単位	290kcal	鶏卵 25g (1.0単位)	プロセスチーズ 30g (2.0単位)	豚ばら肉 40g (2.0単位)	
たんぱく質を含まない食品	表5	砂糖など		64kcal	砂糖 6g (24kcal) 小	砂糖 5g (20kcal) 小	砂糖 3g (12kcal) 小	砂糖 2g (8kcal) 小
	表6	油脂		267kcal	無塩バター 3g (20kcal) 小 植物油 4g (40kcal) 小	無塩バター 10g (67kcal) 大 オリーブ油 3g (30kcal) 小	ごま油 7g (70kcal) 小 植物油 4g (40kcal) 小	
	別表1〜5	きのこ・嗜好飲料・菓子・調味料			ぶなしめじ 20g 酒 3g 小　酢 8g 大 みりん 2g 小 麦茶（浸出液）120g	エリンギ 20g バルサミコ酢 4g 小 酒 5g 小 トマトソース 20g 紅茶（浸出液）150g	焼きのり 0.5g　こんにゃく 50g 酒 5g 小　みりん 5g 小 酢 7g 大　だし汁 10g 小 ほうじ茶（浸出液）120g	みりん 3g
	特殊	たんぱく質・エネルギー調整食品	0.5単位	1,026kcal	たんぱく質調整ご飯 1/10 180g (0.2単位 300kcal) 減塩しょうゆ 4g 小	たんぱく質調整パン 100g (0.1単位 260kcal) 減塩しょうゆ 1g ミリ	たんぱく質調整ご飯 1/10 180g (0.2単位 300kcal) 減塩しょうゆ 10g 大	たんぱく質調整ご飯 1/35 100g (166kcal) 減塩みそ 5g 小

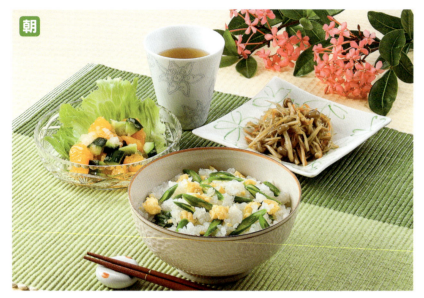

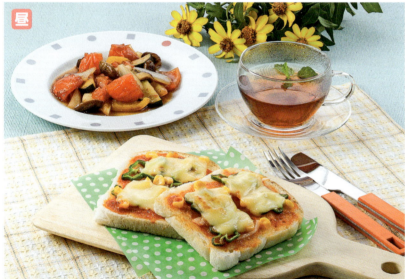

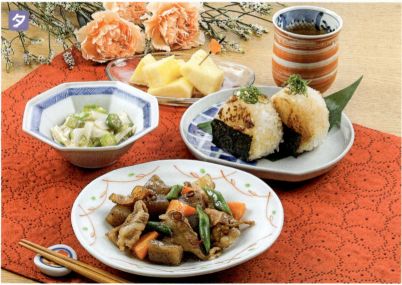

■献立例

朝 炒り卵といんげんの混ぜご飯，ごぼうとしめじの炒め物，菜果なます，麦茶

昼 ピザトースト，トマトのバルサミコ酢炒め，ミントティー

夕 ねぎしそ風味焼きおにぎり，豚肉とこんにゃくのピリ辛炒め，オクラとながいものわさびサラダ，果物（パインアップル），ほうじ茶

間 五平餅

■作り方

昼 トマトのバルサミコ酢炒め

❶たまねぎ，エリンギ，黄ピーマンはひと口大に，ズッキーニは半月切りにします．
❷トマトはひと口大の乱切りにします．
❸フライパンにオリーブ油を熱し，①を炒めます．火が通ったら，おろししょうが，酒，砂糖，塩，バルサミコ酢で味つけをします．
❹最後に②を加え，さっと炒めます．

夕 ねぎしそ風味焼きおにぎり

❶ねぎは小口切りにして，しょうゆ，みりんを混ぜておきます．
❷しそは千切りにします．
❸たんぱく質調整ご飯を温め，おにぎりを2個作ります．
❹フライパンにごま油を熱し，弱火で両面を焼きます．こげめがついたら，①をつけて味をからめます．
❺焼きあがったら焼きのりを巻き，②をのせます．

間 五平餅

❶たんぱく質調整ご飯を電子レンジを温めてほぐします．
❷①のご飯をつぶし，二等分して，割りばしに小判形につけます．
❸すりごま，みりん，砂糖，みそを合わせ，②の片面にぬります．
❹割りばしの持ち手部分にアルミホイルを巻き，こげめがつくまでオーブントースターで焼きます．

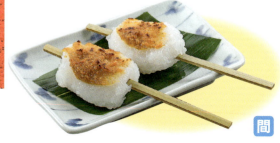

たんぱく質 20g 7単位・1,800kcalの食事

■献立表

献立名		材料名	分量(1人当り)	目安量	表1	表2	表3	表4	表5	表6	別表	特殊		食塩	エネルギー
			たんぱく質：7単位→		0	0.5	1.0	5.0				0.5		4.0	1,808
			エネルギー：1,807kcal→		0	76	84	290	64	267	0	1,026			
			g		単位	単位	単位	単位	kcal	kcal		単位	kcal	g	kcal
朝食	炒り卵といんげんの混ぜご飯	たんぱく質調整ご飯1/10	180	1パック								0.2	300		300
		さやいんげん(ゆで)	25	小4本			0.1								7
		無塩バター	3	小さじ1弱						20					20
		塩	0.3											0.3	
		こしょう	少々												
	炒り卵	鶏卵	25	小1/2個				1.0						0.1	30
		塩	0.1											0.1	
		砂糖	1	小さじ1/3					4						4
		植物油	2	小さじ1/2						20					20
	ごぼうとしめじの炒め物	ごぼう	20				0.1								13
		ぶなしめじ	20								別1				
		にんじん	5				*								2
		植物油	2	小さじ1/2						20					20
		酒	3	小さじ1/2強							別2				
		みりん	2	小さじ1/3							別4				
		砂糖	2	小さじ2/3					8						8
		減塩しょうゆ	4	小さじ2/3										0.3	
	菜果なます	きゅうり	20				0.1								3
		みかん缶	20	4〜5粒		*									13
		だいこん	25				*								5
		酢	8	大さじ1/2強							別4				
		砂糖	3	小さじ1					12						12
		レタス	5				*								1
	麦茶	麦茶(浸出液)	120	3/5カップ							別2				
昼食	ピザトースト	たんぱく質調整食パン	100	2枚								0.1	260	0.8	260
		無塩バター	10	大さじ1弱						67					67
		トマトソース	20								別4			0.2	
		プロセスチーズ	30	2切れ				2.0						0.8	100
		たまねぎ(水さらし)	20				*								5
		ピーマン	5				*								1
		とうもろこし(ホール缶)	5				*								4
		こしょう	少々												
	トマトのバルサミコ酢炒め	トマト	50	中1/4個			0.1								9
		たまねぎ	30				0.1								11
		エリンギ	20								別1				
		黄ピーマン	20				0.1								5
		ズッキーニ	10				*								2
		オリーブ油	3	小さじ1弱						30					30
		しょうが(おろし)	2				*								1
		酒	5	小さじ1							別2				
		砂糖	2	小さじ2/3					8						8
		塩	0.3											0.3	
		バルサミコ酢	4	小さじ1弱							別4				
		減塩しょうゆ	1											0.1	
	ミントティー	紅茶(浸出液)	150	3/4カップ							別2				
		砂糖	3	小さじ1					12						12
		ミント	少々												
夕食	ねぎしそ風味焼きおにぎり	たんぱく質調整ご飯1/10	180	1パック								0.2	300		300
		ねぎ	3				*								1
		減塩しょうゆ	4	小さじ2/3										0.3	
		みりん	5	小さじ1弱							別4				
		ごま油	4	小さじ1弱						40					40
		しそ	少々	1/3枚											
		焼きのり	0.5	1/6枚							別1				
	豚肉とこんにゃくのピリ辛炒め	豚ばら肉	40					2.0							160
		こんにゃく	50	大1/5枚							別1				
		にんじん	10				*								4
		さやいんげん(ゆで)	10	中1本			0.1								3
		ごま油	3	小さじ1弱						30					30
		砂糖	3	小さじ1					12						12
		減塩しょうゆ	4	小さじ2/3										0.3	
		酒	5	小さじ1							別2				
		とうがらし	少々												
	オクラとながいものわさびサラダ	オクラ(ゆで)	20	2本			0.1								7
		ながいも	40				0.3								26
		だし汁(かつお)	10	小さじ2							別4				
		酢	7	大さじ1/2弱							別4				
		植物油	4	小さじ1						40					40
		減塩しょうゆ	2	小さじ1/3										0.1	
		わさび(練り)	2											0.1	
	果物	パインアップル	60	2〜4切れ		0.1									31
	ほうじ茶	ほうじ茶(浸出液)	120	3/5カップ							別2				
間食	五平餅	たんぱく質調整ご飯1/35	100	1/2パック強								*	167		167
		減塩みそ	5	小さじ1弱										0.2	
		みりん	3	小さじ1/2							別4				
		砂糖	2	小さじ2/3					8						8
		すりごま	1	小さじ1/3			0.1								6

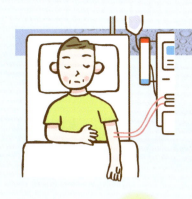

長期透析療法の食事

体内環境維持のために

●血液透析

透析療法は腎不全患者さんの体内環境の維持（主として細胞外液の量・組成の正常化）を目的としています．腎不全患者さんが血液透析を1回4時間程度受けると，体内に貯留していた尿素窒素や水分，食塩（塩分），カリウム，リンなどはよく除去されて，血液中の量や濃度が健常人に近くまで低下します．しかし，次の透析までの飲食により，体内にふたたび元のようにたまってきます．このとき，もし次の透析までの飲食が過多となると体内の貯留量が多大となり，体内環境が次の透析予定日まで維持できず尿毒症の危険が生じます．

つまり，血液透析患者さんの体液の恒常性は，透析終了時から次の透析までの期間での食塩，水分，カリウム，リン，たんぱく質などの摂取量により左右されています．このように透析患者さんでは，体内環境の維持のため食事療法に十分注意する必要があります．

●食事療法の実際

維持透析患者さんの食事療法では，水分・食塩およびカリウムの制限がもっとも重要です．これらの摂取がコントロールされなければ，直接生命にかかわる事態となる場合もあります．また，たんぱく質の過剰摂取では，血清尿素窒素やリン濃度の上昇をきたしアシドーシスを促進します．患者さんが，もしこれらを超過して摂取する場合には，体液や終末代謝産物の体内貯留が過剰となって，透析の回数や時間を増やす必要が出ることとなるでしょう．たんぱく質は摂取過剰の有害性を考慮して，健常人に対する推奨量（男性60g/日，女性50g/日）以上とはならないように留意する必要があります．

●腹膜透析

腹膜透析は毎日持続的に行われるので，血液透析のような変動は少ないのですが，いずれにしろ患者さんの体内環境は，透析と残腎機能による体内からの除去量と，食事からの摂取量とのバランス関係により決定されます．腹膜透析では，透析液バッグ交換回数の増加や，1回貯留量の増加により除去量が増加します．しかし，いくら高効率の腹膜透析を施行していても，飲水や食事摂取量がその除去量を超えるようであれば，体内環境は適正に維持できません．したがって，腹膜透析患者さんでも体内環境を適正に維持するための食事コントロールが必須なのです．

健康・長寿のために

●低栄養状態の予防

　維持透析患者さんでは，体たんぱくや体脂肪の消耗を認める人が少なくありません．とくに高齢者や長期透析患者さんでその頻度が高くなります．こうした栄養障害は生命予後と密接に関連しています．透析患者さんにおける栄養障害の原因としては，摂食量，とくにエネルギー摂取量の減少がもっとも重要です．さまざまな理由により，エネルギー摂取量が不足した患者さんでは，確実に低栄養が進行します．このため透析患者さんの低栄養の予防には，炭水化物や脂質からの十分なエネルギー摂取量の確保をしなければなりません．

　また，摂取たんぱく質の質を充実させる（アミノ酸スコア100とする）配慮が大切です．1日の食事でアミノ酸スコア100をめざすためには，摂取たんぱく質の60％を動物性たんぱく質にするのが望ましいことになります．

●動脈硬化性の合併症の防止

　透析患者さんでは心血管合併症が多いので，動脈硬化性の合併症を防止する内容の食事療法をめざすようにします．これには健常者と同様に，脂質のエネルギー比率を25％前後とし，脂質の内容として，飽和脂肪酸，n-6系脂肪酸（リノール酸，アラキドン酸など），n-3系脂肪酸（α-リノレン酸，イコサペンタエン酸，ドコサヘキサエン酸など）の摂取量や比率にも留意するようにします．

長期透析療法

たんぱく質 60g　20 単位・エネルギー 1,800 kcal の食事

適応

　この食事は，平均的身長の**男性で週3回の血液透析**を行う患者さんに用いられます[*1]．糖尿病の透析患者さんでも非糖尿病の透析患者さんと同内容の食事とし，もし血糖値の上昇を認めるようなら薬物療法が必要になります．

　たんぱく質60gは，一般成人男性に推奨されているたんぱく量と同じですので，この食事は**男性のたんぱく質一般適正食**といえます．透析患者さんのたんぱく質過剰摂取は，血清尿素窒素，カリウム，リンの上昇やアシドーシスの悪化につながるので，たんぱく質は適正量を超過しないようにしましょう．

エネルギー

　必要エネルギー量は，年齢，性別，身体活動度により異なります．この食事は，**50歳以上の男性（事務職）**の人に適したエネルギー量です[*2]．エネルギー摂取不足では痩せて低栄養状態となるので，適正量を不足なく摂取することが非常に大切です．

食塩・水分

　食塩は1日6g未満とします．食塩摂取量が多いと喉が渇き，どうしても水分摂取量も多くなるので，透析間体重増加となります．したがって，透析間体重増加を抑えるには食塩の摂取制限が基本です．

カリウム・リン

　まず，たんぱく質摂取量の適正化が基本です．血清カリウムが6.0 mEq/L以上なら，カリウムの摂取制限が必要です．

　高リン血症では，リン吸着薬の服用忘れにも気をつけましょう．

[*1] 腹膜透析の場合，エネルギー量は腹膜透析液からのブドウ糖吸収による分を差し引きます．カリウム制限は血液透析より緩和される場合もあります．
[*2] 50～64歳の男性での基礎代謝基準値は21.8kcal/kg/日，65～74歳の男性で21.6kcal/kg/日，75歳以上の男性で21.5kcal/kg/日で，これに各個人の身体活動係数（生活の大部分が座位で，約2時間程度の立位・歩行がある人の係数は1.5，入院中では1.2～1.25）と，身長から算出した標準体重（身長m^2×22）または目標体重（身長m^2×22～24）を掛けたものが，1日のエネルギー摂取量の目安となります．エネルギー摂取量は，体重変化を継時的に観察して増減することが大切です．

単位配分と献立例

汁物を控え，食塩摂取量を抑えています．

表1 **6単位**：米にさつまいもを組み合わせることで主食にボリューム感を出しました．また，昼食のそばを同量のうどん（2.1単位）に変えると，朝・夕に0.7単位を振り分けることができます．

表2 **0.5単位**：素材の甘味を生かすため，生のさつまいもを使いました．カリウムが気になる場合には，ゆでた後に調味し，混ぜご飯にします．

表3 **1.5単位**：多種類の野菜をバランスよく，約300g使用しています．

表4 **12単位**：動物性たんぱく質比率60％です．プロセスチーズはリンを多く含むため，リン含有量の少ないモッツァレラチーズを使っています．

表5 てんぷらの衣は，小麦粉にかたくり粉（4：1）を混ぜると，たんぱく質を抑えられサクサクと仕上がります．

表6 油をフランスパンにぬってから具材をのせることで，エネルギーアップさせることができます．

別表 間食の梅酒炭酸かんは，エネルギー補給のほか，便秘解消に効果があります．

特殊 食塩濃度5％減塩しょうゆ，減塩みそを使用しました．

この献立は，カリウム約1,900mg，リン約900mg，食塩約4.5gで作成しています．

●リン管理のポイント
①リン含有量の多い食品（乳製品，レバー，小魚など）はひかえます．
②吸収率が高い無機リン（保存料として使用）を含む加工食品は控えます．
③たんぱく質はとりすぎないようにします．
④低リン用の特殊食品を献立に入れることにより効果が得られます．
⑤エネルギーは十分にとります．

長期透析療法 たんぱく質 60g 20単位・1,800kcalの食事

■単位配分例と食品構成表

			単位	エネルギー	朝食	昼食	夕食	間食
たんぱく質を含む食品	表1	ご飯・パン・めん	6.0単位	900kcal (150×6)	フランスパン 50g (1.7単位)	そば 180g (2.8単位) / 小麦粉(薄力粉) 12g (0.3単位) 大	米 60g (1.2単位)	
	表2	果実・種実・いも	0.5単位	75kcal (150×0.5)	オリーブ 5g* / みかん缶 50g (0.1単位)		さつまいも 65g (0.3単位) / すだち果汁 10g* 小 / ごま 0.5g* 小 / すだち 1g*	
	表3	野菜	1.5単位	75kcal (50×1.5)	レタス 30g (0.1単位) / だいこん 30g* / ミニトマト 20g (0.1単位) / クレソン 1g* / もやし 20g (0.1単位) / たまねぎ 15g (0.1単位) / トマト 15g*	葉ねぎ 5g* / ししとうがらし 20g (0.1単位) / きゅうり 15g (0.1単位)	ほうれんそう 40g (0.3単位) / にんじん 5g* / こまつな 40g (0.2単位) / ズッキーニ 20g (0.1単位) / オクラ 10g (0.1単位) / 赤ピーマン 15g (0.1単位)	
	表4	魚・肉・卵・豆・乳	12.0単位	360kcal (30×12)	モッツァレラチーズ 30g (2.0単位) / 鶏卵 25g (1.0単位)	きす 30g (2.0単位) / するめいか 25g (1.7単位)	鶏もも肉 75g (5.0単位) / 油揚げ 5g (0.3単位)	
たんぱく質を含まない食品	表5	砂糖・甘味料		54kcal		砂糖 2g (8kcal) 小 / かたくり粉 3g (10kcal) 小	砂糖 3g (12kcal) 小	砂糖 6g (24kcal) 小
	表6	油脂		230kcal	オリーブ油 5g (50kcal) 小 / フレンチドレッシング 10g (40kcal) 小	植物油 12g (120kcal) 大	植物油 2g (20kcal) 小	
	別表1〜5 きのこ・嗜好飲料 菓子・調味料			99kcal		のり 0.5g / しめじ 10g / 酢 5g 小 / みりん 15g 小 / だし汁 60g	こんにゃく 80g / 酒 15g 大 / みりん 18g 大	梅酒 30g 大 / 粉かんてん 1g 小 / 炭酸水 70g
	特殊 たんぱく質・エネルギー調整食品					減塩しょうゆ 18g 大	減塩しょうゆ 18g 大 / 減塩みそ 10g 小	

141

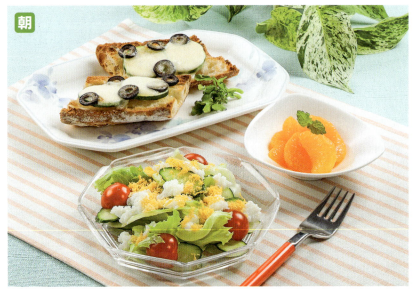

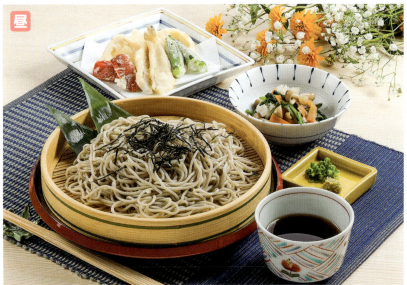

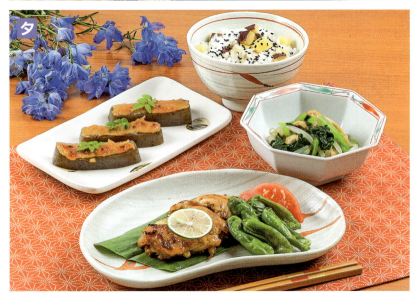

■献立例

朝 モッツァレラチーズトースト，ミモザサラダ，果物（みかん缶）

昼 ざるそば，てんぷら，ほうれんそうとしめじのおろし和え

夕 さつまいもご飯，鶏肉の幽庵焼き，こんにゃくのみそ田楽，こまつなのからし和え

間 梅酒ソーダかん

■作り方

朝 ミモザサラダ

❶卵は固ゆでにして半分に切り，白身と黄身に分け，細かく刻むか，裏ごしをします．
❷レタスはひと口大にちぎります．
❸きゅうりは薄切り，ミニトマトは半分に切ります．
❹②③を器に盛りつけ，①は白身，黄身の順に彩りよく散らし，ドレッシングをかけます．

夕 さつまいもご飯

❶米を研ぎ，ざるに上げて30分ほど水気を切ります．
❷さつまいもはよく洗い，1cm角に切り，10分ほど水にさらして，あくを抜きます．
❸炊飯器に①を入れ，水，みりん，酒を加えて15分以上おき，②をのせて炊きます．
❹茶わんに盛りつけ，ごまと塩をふります．

夕 鶏肉の幽庵焼き

❶しょうゆ，みりん，酒，すだち果汁を合わせ，鶏肉を30分ほど漬け込みます．
❷フライパンに油を熱し，漬け汁から取り出した鶏肉を皮目を下にして入れ，中火で焼きます．
❸②の皮に焼き色がついたら裏返して同様に焼き，最後に漬け汁を加え，ふたをして蒸し焼きにします．
❹鶏肉を食べやすい大きさに切り，薄切りにしたすだちとともに皿に盛りつけます．付け合わせとして，素焼きしたししとうがらしと湯むきしたトマトを添えます．

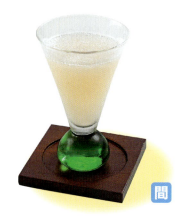

長期透析療法　たんぱく質 **60g** 20単位・1,800kcalの食事

■献立表

献立名	材料名	分量(1人当り) g	目安量	表1 たんぱく質:20単位→ 6.0 900 単位	表2 0.5 75 単位	表3 1.5 75 単位	表4 12.0 360 単位	表5 54 kcal	表6 230 kcal	別表 99	食塩 4.3 g	水分 988 g
朝食 モッツァレラチーズトースト	フランスパン	50		1.7							0.8	17
	ズッキーニ	20				0.1						19
	オリーブ(ピクルスライブ)	5	2個		*						0.1	4
	モッツァレラチーズ	30					2.0					20
	オリーブ油	5	小さじ1強					50				
	こしょう	少々										
	クレソン	1				*						1
ミモザサラダ	鶏卵	25	小1/2個				1.0				0.1	20
	レタス	30	1枚半			0.1						29
	きゅうり	15				0.1						15
	ミニトマト	20	中2個			0.1						19
	フレンチドレッシング	10	小さじ2						40		0.3	4
果物	みかん缶	50	10粒		0.1							42
	ミント	少々										
昼食 ざるそば	そば(ゆで)	180	1玉	2.8								111
	焼きのり	0.5	1/6枚							別1		
	葉ねぎ	5				*						4
	わさび	少々										
	だし汁(かつお)	60								別4	0.1	60
	減塩しょうゆ	15	小さじ2 1/2								0.8	
	みりん	15	小さじ2 1/2							別4		
てんぷら	きす	30	小1尾				2.0					20
	するめいか	25					1.7				0.2	17
	オクラ	10	小2本			0.1						9
	たまねぎ	15				0.1						14
	赤ピーマン	15				0.1						14
	小麦粉(薄力粉)	12	大さじ1 1/3	0.3								
	かたくり粉	3	小さじ1					10				1
	揚げ油(植物油)	12						120				
ほうれんそうとしめじのおろし和え	ほうれんそう(ゆで)	40				0.3						37
	しめじ(ゆで)	10								別1		10
	にんじん(ゆで)	5				*						5
	だいこん	30				*						28
	砂糖	2	小さじ2/3					8				
	酢	5	小さじ1							別4		5
	減塩しょうゆ	3	小さじ1/2								0.2	
夕食 さつまいもご飯	精白米	60	1/3カップ強	1.2								12
	さつまいも	65			0.3							42
	水	85										85
	みりん	3								別4		
	酒	5	小さじ1							別2		4
	塩	0.3									0.3	
	ごま(いり)	0.5			*							
鶏肉の幽庵焼き	鶏もも肉(皮つき)	75					5.0					50
	すだち果汁	10	小さじ2		*							9
	減塩しょうゆ	12	小さじ2								0.6	
	みりん	12	小さじ2							別4		
	酒	10	小さじ2							別2		8
	植物油	2	小さじ1/2					20				
	ししとうがらし	20	5本			0.1						19
	トマト	15				*						14
	すだち	少々	スライス1g									
こんにゃくの味噌田楽	こんにゃく	80	大1/3枚							別1		80
	減塩みそ	10	小さじ1 2/3								0.5	
	砂糖	3	小さじ1					12				
	みりん	3	小さじ1/2							別4		
	木の芽	少々										
こまつなのからし和え	こまつな(ゆで)	40				0.2						38
	もやし(ゆで)	20				0.1						19
	油揚げ	5	小1/5枚				0.3					3
	減塩しょうゆ	6	小さじ1								0.3	
	からし(練り)	少々										
間食 梅酒ソーダかん	梅酒	30	大さじ2							別2		20
	炭酸水	70										60
	砂糖	6	小さじ2					24				
	粉かんてん	1	小さじ1/2							別1		

143

長期透析療法
たんぱく質 50g 17 単位・エネルギー 1,600kcal の食事

適 応

　この食事は，平均的身長の女性で週3回の血液透析を行う患者さんに用いられます[*1]．糖尿病の透析患者さんでも非糖尿病の透析患者さんと同内容の食事とし，もし血糖値の上昇を認めるようなら薬物療法が必要になります．

　たんぱく質50gは，一般成人女性に推奨されている量と同じですので，この食事は女性のたんぱく質一般適正食といえます．透析患者さんでのたんぱく質過剰摂取は，血清尿素窒素，カリウム，リンの上昇やアシドーシスの悪化につながるので，たんぱく質は適正量を超過しないようにしましょう．

エネルギー

　必要エネルギー量は，年齢，性別，身体活動度により異なります．この食事は，50歳以上の女性（事務職）の人に適したエネルギー量です[*2]．エネルギー摂取不足では痩せて低栄養状態となるので，適正量を不足なく摂取することが非常に大切です．

食塩・水分

　食塩は1日6g未満とします．食塩摂取量が多いと喉が渇き，どうしても水分摂取量も多くなるので，透析間体重増加となります．したがって，透析間体重増加を抑えるには食塩の摂取制限が基本です．

カリウム・リン

　まず，たんぱく質摂取量の適正化が基本です．血清カリウムが6.0mEq/L以上なら，カリウムの摂取制限が必要です．

　高リン血症では，リン吸着薬の服用忘れにも気をつけましょう．

[*1] 腹膜透析の場合，エネルギー量は腹膜透析液からのブドウ糖吸収による分を差し引きます．
[*2] 50歳以上の女性での基礎代謝基準値は20.7kcal/kg/日で，これに各個人の身体活動係数（生活の大部分が座位で，約2時間程度の立位・歩行がある人の係数は1.5，入院中では1.2～1.25）と，身長から算出した標準体重（身長m^2×22）または目標体重（身長m^2×22～24）を乗じたものが，1日のエネルギー摂取量の目安となります．エネルギー摂取量は，体重変化を継時的に観察して増減することが大切です．

単位配分と献立例

表1 5.5単位：昼食のボリュームを出すには，夕食のフランスパンを米飯1.3単位に変更すると，リングイネを2.5単位に増量でき，食塩も減らせます．

表2 0.5単位：果物はカリウム含有量が少ない缶詰やグレープフルーツを組み合わせました．和え物にはいりごまで香りとうま味を加えました．

表3 1単位：カリウムを制限する場合，なすは皮をむいて拍子切りにし，ゆでこぼしてから水気を絞って調理します．たんぱく質が多めの野菜であるにんにくやさやえんどうは，香りづけや彩りに使用する程度にしています．

表4 10単位：動物性食品を多く取り入れました．コンビーフは食塩を多く含むので使用量に注意が必要です．

表5 表6 間食にくずきりを使用し，みつにマーマレードを加えてエネルギーを補いました．油脂は1食に集中しないよう，毎食適量を配分しました．

別表 ワインの酸味と甘み，香りにより，薄味でも満足感が得られます．

特殊 調味料に減塩げんたしょうゆを使用しました．食塩を含むリングイネやパンを主食に使用しても，減塩調味料を利用すると減塩がスムーズにできます．

この献立は，カリウム約1,600mg，リン約650mg，食塩約5.5gで作成しています．

●水分管理のポイント
①水分の多い料理（汁物，鍋物など）を避け，水分の少ない調理法（揚げ物，炒め物，焼き物など）にします．
②体重増加が著しい場合，水分含有量の少ない主食（パン，もちなど）にします．
③水分含有量の多い食品（とうふ，こんにゃくなど）は，調理法と食べる量を考えて使用します．
④食塩制限も同時に行わなければ，効果がありません．

長期透析療法 たんぱく質 50g 17単位・1,600kcalの食事

■単位配分例と食品構成表

			単位	エネルギー	朝食	昼食	夕食	間食
たんぱく質を含む食品	表1	ご飯・パン・めん	5.5単位	825kcal (150×5.5)	米飯150g (1.3単位)	リングイネ100g (1.8単位)	フランスパン60g (2.0単位)／パン粉(生) 10g (0.4単位) 大	
	表2	果実・種実・いも	0.5単位	75kcal (150×0.5)	さといも30g (0.2単位)／黄桃缶60g (0.1単位)	グレープフルーツ(ルビー) 40g (0.1単位)／ごま1g (0.1単位) 小		
	表3	野菜	1.0単位	50kcal (50×1)	だいこん60g (0.1単位)／みょうが2g*／にんにく1g*／ミニトマト15g (0.1単位)／たまねぎ40g (0.1単位)	なす65g (0.2単位)／葉ねぎ5g*／みずな30g (0.2単位)／クレソン3g*／はくさい10g*／さやえんどう7g (0.1単位)／にんじん15g*／しょうが2g*		
	表4	魚・肉・卵・豆・乳	10.0単位	300kcal (30×10)	鶏卵50g (2.0単位)	ほたてがい(貝柱水煮缶) 55g (3.7単位)	牛ひき肉60g (3.0単位)／コンビーフ缶15g (1.0単位)／鶏卵5g (0.2単位)／牛乳10g (0.1単位) 小	
たんぱく質を含まない食品	表5	砂糖・甘味料		145kcal	砂糖3g (12kcal) 小			くずきり(乾) 10g (33kcal)／マーマレード10g (20kcal) 大／砂糖20g (80kcal) 大 小
	表6	油脂		193kcal	植物油8g (80kcal) 小	無塩バター5g (33kcal) 小	植物油8g (80kcal) 小	
	別表1～5 きのこ・嗜好飲料 菓子・調味料				しいたけ10g／だし汁10g 小／みりん10g 大／薄口しょうゆ2g 小	しめじ20g／ワイン(白) 6g 小	トマトケチャップ5g 小／とんかつソース5g 小／酢10g 小	
	特殊				減塩しょうゆ3g 小	減塩しょうゆ8g 大		

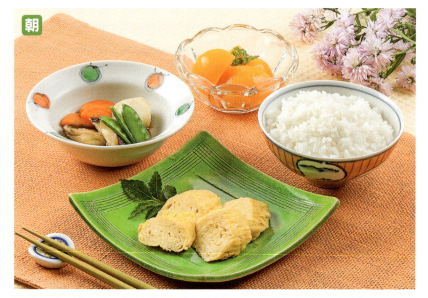

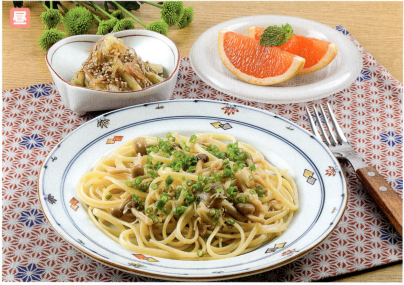

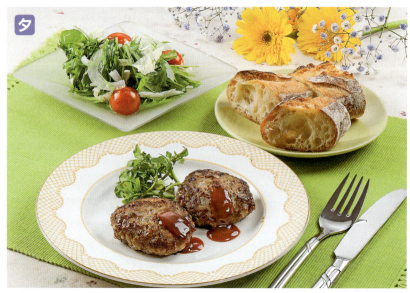

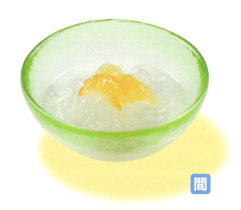

■献立例

- 朝 ご飯，だし巻き卵，煮物盛り合わせ，果物（黄桃缶）
- 昼 和風ほたてパスタ，焼きなすの香味和え物，果物（グレープフルーツ）
- 夕 フランスパン，ハンバーグ，みずなサラダ
- 間 マーマレードくずきり

■作り方

昼 和風ほたてパスタ

❶たっぷりの熱湯（食塩濃度1.5％）でリングイネをゆで，ざるに上げて水気をきっておきます．
❷あたためた鍋にバターを入れ，石づきを取り食べやすい大きさに切ったしめじを炒めます．
❸②がしんなりしてきたら，ほたてがい，白ワイン，しょうゆを入れ，ひと煮立ちさせ，最後にだいこんおろしを加えます．
❹③にゆでたリングイネを入れて，よくからめます．
❺皿に③を盛りつけ，小口切りにした葉ねぎを散らします．

昼 焼きなすの香味和え物

❶竹串でなすに数箇所穴をあけて，ガスコンロで表面にこげめがつくまで焼きます．
❷焼きあがった①のなすは皮をむき，拍子木切りにして冷まします．器に盛ります．
❸みょうがは千切りにし，しょうがはすりおろします．
❹②を器に盛りつけ，③をのせ，いりごまをふり，最後にしょうゆをかけます．

長期透析療法　たんぱく質 50g／17 単位・1,600kcal の食事

■献立表

	献立名	材料名	分量(1人当り) g	目安量	表1 たんぱく質:17単位 5.5 エネルギー:1,588kcal 825 単位	表2 0.5 75 単位	表3 1.0 50 単位	表4 10.0 300 単位	表5 145 kcal	表6 193 kcal	別表	食塩 5.5 g	水分 855 g
朝食	ご飯	米飯	150	小茶わん1強	1.3								88
	だし巻き卵	鶏卵	50	小1個				2.0				0.2	40
		だし汁(かつお・こんぶ)	10	小さじ2							別4		10
		薄口しょうゆ	2	小さじ1/3							別4	0.3	2
		みりん	5	小さじ1弱							別4		
		植物油	4	小さじ1					40				
	煮物盛り合わせ	さといも(水煮)	30	小1個		0.2							26
		にんじん(ゆで)	15				*						14
		しいたけ	10	中1枚							別1		10
		さやえんどう(ゆで)	7	3さや				0.1					6
		植物油	4	小さじ1					40				
		砂糖	3	小さじ1						12			
		みりん	5	小さじ1弱							別4		
		減塩しょうゆ	3	小さじ1/2								0.2	
		水	100										100
	果物	黄桃缶	60			0.1							47
		セルフィーユ	少々										
昼食	和風ほたてパスタ	リングイネ(ゆで)	100		1.8							1.3	55
		ほたてがい(貝柱水煮缶)	55				3.7					0.7	37
		しめじ	20								別1		20
		無塩バター	5	小さじ1強					33				
		減塩しょうゆ	5	小さじ1弱								0.4	
		ワイン(白)	6	小さじ1強							別2		5
		だいこん	60					0.1					57
		葉ねぎ	5					*					4
	焼きなすの香味和え物	なす	65	中3/4本				0.2					60
		みょうが	2					*					2
		しょうが	2					*					2
		ごま(いり)	1			0.1							
		減塩しょうゆ	3	小さじ1/2								0.2	
	果物	グレープフルーツ(ルビー)	40	中1/6個		0.1							35
		ミント	少々										
夕食	パン	フランスパン	60		2.0							1.0	20
	ハンバーグ	牛ひき肉	60					3.0					30
		コンビーフ缶	15					1.0				0.3	10
		たまねぎ(ゆで)	30					0.1					28
		にんにく	1					*					1
		パン粉(生)	10	大さじ3強	0.4							0.1	4
		牛乳	10	小さじ2				0.1					9
		鶏卵	5					0.2					4
		こしょう	少々										
		植物油	2	小さじ1/2					20				
	かけソース	トマトケチャップ	5	小さじ1							別4	0.2	5
		とんかつソース	5	小さじ1弱							別4	0.3	5
		クレソン	3					*					3
	みずなサラダ	みずな	30					0.2					28
		たまねぎ(水さらし)	10					*					9
		はくさい	10					*					9
		ミニトマト	15	中1 1/2個				0.1					14
		植物油	6						60				
		酢	10	小さじ2							別4		10
		塩	0.3									0.3	
		こしょう	少々										
間食	マーマレードくずきり	くずきり(乾)	10						33				
		マーマレード(低糖度)	10	大さじ1/2弱						20			6
		水	40										40
		砂糖	20							80			

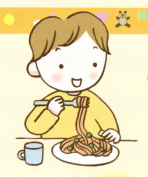

小児腎臓病の食事

食事療法が必要な小児腎臓病

家庭や学校での食事療法が必要な小児腎臓病は，① ステロイド治療中の糸球体腎炎やネフローゼ症候群，② 高血圧や浮腫を認める慢性腎臓病（CKD），③ 腎機能が低下したCKD（GFR 60 mL/分/1.73 m² 未満，詳細は p.4 を参照）です．

しかし，上記以外の患者さんの場合には，基本的に食事療法は不要です．

食事療法の基本

小児腎臓病に対する食事療法の基本は，① ステロイド治療中はその副作用である肥満を防止する目的でエネルギーと食塩を過剰に摂取しないようにする，② 高血圧や浮腫を認める場合には食塩摂取を制限する，③ 腎機能が低下している場合には，腎機能低下のステージ（軽度〜中等度〜高度〜腎不全）に応じた食事療法を実践することです．

食事摂取基準

「日本人の食事摂取基準（2020年版）」から，① たんぱく質の推奨量および目安量，② 推定エネルギー必要量，③ ナトリウム（食塩）の目安量と目標量を表1〜3に示しました．

年齢・性別で基準値が異なることに留意しましょう．

小児腎臓病の食事療法で留意すべき事項

●先天性腎尿路異常症例ではナトリウムの補充が必要

腎機能が低下した小児CKD患者の原因疾患で，もっとも頻度が高いのは低形成・異形成腎をはじめとする先天性腎尿路異常です．先天性腎尿路異常では，腎臓でのナトリウム再吸収障

表1 小児のたんぱく質の摂取基準（g/日）

年齢	男性 推奨量	男性 目安量	女性 推奨量	女性 目安量
0〜 5（月）	—	10	—	10
6〜 8（月）	—	15	—	15
9〜11（月）	—	25	—	25
1〜 2（歳）	20	—	20	—
3〜 5（歳）	25	—	25	—
6〜 7（歳）	30	—	30	—
8〜 9（歳）	40	—	40	—
10〜11（歳）	45	—	50	—
12〜14（歳）	60	—	55	—
15〜17（歳）	65	—	55	—

〔厚生労働省：日本人の食事摂取基準（2020年版）より〕

表2 小児の推定エネルギー必要量（kcal/日）

性別 年齢	男性 身体活動レベルⅡ（1.75）	女性 身体活動レベルⅡ（1.75）
0〜 5（月）	550	500
6〜 8（月）	650	600
9〜11（月）	700	650
1〜 2（歳）	950	900
3〜 5（歳）	1,300	1,250
6〜 7（歳）	1,550	1,450
8〜 9（歳）	1,850	1,700
10〜11（歳）	2,250	2,100
12〜14（歳）	2,600	2,400
15〜17（歳）	2,800	2,300

〔厚生労働省：日本人の食事摂取基準（2020年版）より〕

表3 小児のナトリウムの摂取基準（mg/日）　　　（　）は食塩相当量（g/日）

性別	男性		女性	
年齢	目安量	目標量	目安量	目標量
0～5（月）	100 (0.3)	—	100 (0.3)	—
6～11（月）	600 (1.5)	—	600 (1.5)	—
1～2（歳）	—	(3.0未満)	—	(3.0未満)
3～5（歳）	—	(3.5未満)	—	(3.5未満)
6～7（歳）	—	(4.5未満)	—	(4.5未満)
8～9（歳）	—	(5.0未満)	—	(5.0未満)
10～11（歳）	—	(6.0未満)	—	(6.0未満)
12～14（歳）	—	(7.0未満)	—	(6.5未満)
15～17（歳）	—	(7.5未満)	—	(6.5未満)

〔厚生労働省：日本人の食事摂取基準（2020年版）より〕

害によってナトリウムが尿中へ喪失するため，ナトリウムの補充が必要となります．一方，腎炎やネフローゼ症候群が原因で浮腫や腎機能が低下した場合には，ナトリウム制限が必要です．

●成長には適切なエネルギー摂取が必要不可欠

たんぱく質を過剰に摂取しても，エネルギー摂取が不十分な場合には成長障害をきたします．食事摂取基準の推定エネルギー必要量を目標に，十分なエネルギー摂取に努めましょう．

●たんぱく質は推奨量を摂取

たんぱく質摂取量を制限しても小児CKDの進行抑制効果は明らかではなく，また成長障害のリスクになる得るため，推奨量を摂取するようにします．また，CKDステージが3以上に腎機能が低下した状態で，推奨量を超えてたんぱく質を過剰に摂取した場合には，高リン血症や代謝性アシドーシスが増悪して，成長障害や心血管障害をきたすリスクが高くなります．その意味でも，たんぱく質は推奨量を摂取するように心がけましょう．

●リンを多く含む食品やリン含有保存料（食品添加物）に注意

CKDステージが3以上に腎機能が低下すると，体内のリンのバランスが崩れ始め，骨や心血管などの全身に悪影響が及びます．たんぱく質1g当り平均的に15mgのリンを含有するため，たんぱく質の適正な摂取はリンのコントロールの点でも重要です．さらに，リンを多く含む食品（牛乳・乳製品，チョコレート，コーラなど）やリン含有保存料（食品添加物）に注意するようにします．

●腎機能が高度低下して高カリウム血症を認める場合にはカリウムの摂取制限

CKDステージが5以上に腎機能が高度に低下すると，高カリウム血症を呈してきます．カリウムは果物，海藻，野菜，いも類などに含まれるほかに，たんぱく質の多い食品にも多く含まれます．高カリウム血症を認めた場合には，これらの食品の摂取量を見直しましょう．

●栄養状態の評価

食事療法中は定期的に栄養状態を評価することが大切で，身体計測（身長や体重など）は簡便で重要な指標です．

●ときには息抜きを！

食事療法に際しては，患者さんだけでなく，家族（両親や兄弟）のみなさんが心理的なストレスを抱えないことも大切です．ときには息抜きをするようにしましょう．

小児腎臓病
たんぱく質 40g　13 単位・エネルギー 1,500 kcal の食事

適応

　この食事は，たんぱく質は推奨量よりも5～10g程度多いですが，**6～7歳児の普通食**です．ただし食塩は4gですので，食事摂取基準（4.5g未満）より少し制限されています．**CKDステージが1～2**（腎機能が正常～軽度低下）の小児腎臓病の患者さんに広く適応されます．しかし，高血圧や浮腫を認める場合には，さらなる食塩制限が必要です．

　一方，この食事は，先天性腎尿路異常の患者さんには不向きで，食塩制限ではなく，食塩補充が必要となる場合が多いことに注意してください．

エネルギー

　十分なエネルギーを確保することが大切です．しかし，**ステロイド治療中**は，その副作用である肥満を防止する目的でエネルギーを過剰に摂取しないようにしてください．

　また，このエネルギー摂取量はふつうの身体活動レベルで算出しているため，運動をしているなど高い活動レベルにあると判断される場合には，もう少しエネルギー摂取量を増やす必要があります．医師や管理栄養士に適宜相談しましょう．

食塩

　食塩4gに抑えるためには，家庭では調味料を計量し薄味を心がけることが必要です．また，外食や市販食品の中には1食で4g以上食塩を含むものもあるため，必ず表示を確認し，1人で全量食べ切らないなどの工夫が必要です．

カリウム・リン

　CKDステージが1～2（腎機能が正常～軽度低下）の小児腎臓病の患者さんの場合には，カリウムやリンの制限はありません．

単位配分と献立例

　治療用特殊食品を使うことなく一般的な食品の組み合わせで献立を作成することができます．

表1 **4単位**：朝食はクロワッサン，昼食はスパゲッティ，夕食は米飯と異なる主食にしました．フライの衣に0.3単位（小麦粉，パン粉）使用しています．主食を増やしたい場合はフライとは別の調理法に変更し，スパゲッティや米飯を0.3単位分増やすとよいでしょう．

表2 **0.5単位**：カリウム制限を受けた場合には，いも類はカリウムが多いので，じゃがいもは薄くスライスし，水にさらしてから使います．いちごかんは生のいちごを使用していますが，缶詰の果物を使用したフルーツかんに変更するとよいでしょう．

表3 **1単位**：約180gの野菜を使用し，彩りを豊かにするために，赤，黄，緑をバランスよく取りいれています．ほうれんそうをこまつなやチンゲンサイに変えることでごま和えのボリュームを増やすことができます．

表4 **7.5単位**：発育期なので，アミノ酸スコアの高い動物性たんぱく質の卵，肉，魚を使用しています．魚を鶏肉に変更し，衣をかたくり粉に変えて竜田揚げにしてもよいでしょう．

表5 表6 小児腎臓病では，発育のために十分なエネルギーをとることが大切です．砂糖，ジャム，油脂類を用い，必要なエネルギー量を下回らないようにしましょう．カリウムや水分の制限がないので，りんごジュース，砂糖入りの紅茶を取り入れています．

別表 カリウム制限が必要な場合，きのこや海藻を使いすぎないように注意します．マッシュルームは水煮缶にするとカリウム量を抑えることができます．

この献立は，カリウム約1,600mg，食塩約4gで作成しています．

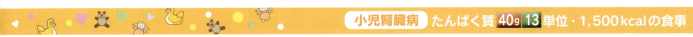

小児腎臓病　たんぱく質 40g　13 単位・1,500kcal の食事

■単位配分例と食品構成表

			単位	エネルギー	朝食	昼食	夕食	間食
たんぱく質を含む食品	表1	ご飯・パン・めん	4.0 単位	600kcal (150×4)	クロワッサン 40g（1.0 単位）	スパゲッティ 40g（1.6 単位）	米飯 130g（1.1 単位）　小麦粉 3g（0.1 単位）小　パン粉（乾）4g（0.2 単位）大	
	表2	果実・種実・いも	0.5 単位	75kcal (150×0.5)	じゃがいも 40g（0.2 単位）	りんご 30g*　干しぶどう 2g*　バレンシアオレンジ 30g（0.1 単位）	ごま 1.5g（0.1 単位）小	いちご 40g（0.1 単位）
	表3	野菜	1.0 単位	50kcal (50×1)	ほうれんそう 50g（0.4 単位）　にんじん 10g*　たまねぎ 20g*		キャベツ 25g（0.1 単位）　赤ピーマン 10g*　黄ピーマン 15g*　アスパラガス 40g（0.3 単位）　ミニトマト 10g*	
	表4	魚・肉・卵・豆・乳	7.5 単位	225kcal (30×7.5)	鶏卵 50g（2.0 単位）	牛ひき肉 40g（2.0 単位）　ヨーグルト（無糖）10g（0.1 単位）小	さけ 50g（3.3 単位）　鶏卵 3g（0.1 単位）	
たんぱく質を含まない食品	表5	砂糖・甘味料		205kcal	マーマレード 10g (25kcal) 大　りんごジュース 120g (52kcal)	砂糖 10g (40kcal) 大	砂糖 2g (8kcal) 小	砂糖 20g (80kcal) 大
	表6	油脂		337kcal	植物油 5g (50kcal) 小　生クリーム 10g (40kcal) 小　フレンチドレッシング 10g (40kcal) 小	植物油 5g (50kcal) 小　マヨネーズ 10g (67kcal) 大	植物油 9g (90kcal) 小	
	別表 1～5 きのこ・嗜好飲料 菓子・調味料				トマトケチャップ 5g 小	マッシュルーム 10g　ウスターソース 5g 小　トマトケチャップ 10g　紅茶（浸出液）120g	わかめ（乾）0.3g　コンソメ 1g 小　濃口しょうゆ 2g 小	粉かんてん 1g 小

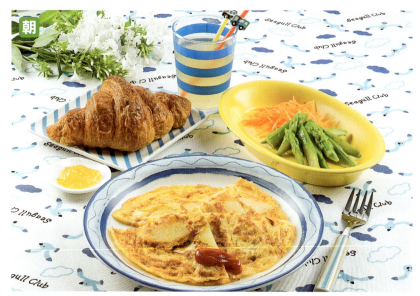
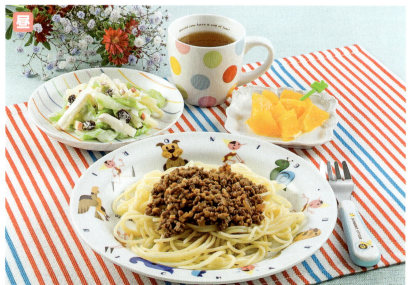
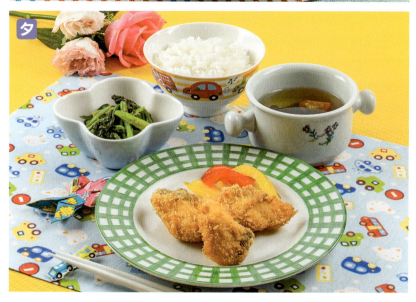

■献立例

朝 クロワッサン（マーマレード添え），スパニッシュオムレツ，アスパラガスとにんじんのサラダ，りんごジュース

昼 ミートソーススパゲッティ，りんごとキャベツのサラダ，果物（バレンシアオレンジ），紅茶

夕 ご飯，トマトとわかめのスープ，さけフライ，ほうれんそうのごま和え

間 いちごかん

■作り方

昼 ミートソーススパゲッティ

❶たまねぎ，マッシュルームはみじん切りにします．

❷油を熱したフライパンで牛ひき肉，①を炒めます．

❸火が通ったら水を加え，沸騰したら，塩，トマトケチャップ，ウスターソースを加えて煮詰めていきます．

❹たっぷりのお湯※でスパゲッティをゆで，ざるに上げて水気をきっておきます．

❺④を盛りつけ，③のソースをかけます．

※注：この献立では，食塩の制限があるため，ソースにしっかり味をつけ，スパゲッティは食塩を入れずにお湯だけでゆでています．食の楽しみを優先させ，子どもの好きなメニューを取り入れました．

間 いちごかん

❶水に粉かんてんを加え，中火で煮溶かします．

❷①に砂糖を加え，全体の液量が6〜7割になるまで煮詰めていきます．

❸②のかんてん液を火からおろし，湯気が少し上がる程度まで冷まします．

❹裏ごしたいちごとレモン汁をかんてん液に混ぜ合わせ，型に流します．

❺粗熱がとれて固まってきたら，冷蔵庫で冷やします．

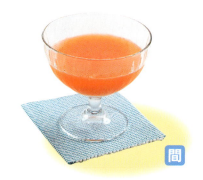

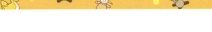

小児腎臓病　たんぱく質 40g　13 単位・1,500kcal の食事

■献立表

	献立名	材料名	分量(1人当り) g	目安量	表1 4.0 600 単位	表2 0.5 75 単位	表3 1.0 50 単位	表4 7.5 225 単位	表5 205 kcal	表6 337 kcal	別表	食塩 4.0 g	カリウム 1,631 g
朝食	クロワッサン	クロワッサン	40	1個	1.0							0.5	40
		マーマレード（高糖度）	10	大さじ1/2弱						25			3
	スパニッシュオムレツ	鶏卵	50	小1個				2.0				0.2	60
		じゃがいも	40	中1/2個弱			0.2						164
		たまねぎ	10				*						15
		生クリーム	10	小さじ2					40				8
		植物油	5	小さじ1強					50				
		塩	0.3									0.3	
		こしょう	少々										
		トマトケチャップ	5	小さじ1							別4	0.2	25
	アスパラガスとにんじんのサラダ	アスパラガス（ゆで）	40	2本			0.3						103
		にんじん	10				*						26
		フレンチドレッシング	10	小さじ2					40			0.3	
	りんごジュース	りんごジュース（ストレート）	120	3/5カップ					52				94
昼食	ミートソーススパゲッティ	スパゲッティ（乾）	40		1.6								80
		牛ひき肉	40					2.0					100
		たまねぎ	10				*						15
		マッシュルーム	10	中1個							別1		35
		植物油	5	小さじ1強					50				
		塩	0.3									0.3	
		トマトケチャップ	10	小さじ2							別4	0.3	50
		ウスターソース	5	小さじ1弱							別4	0.4	10
		水	30	1/6カップ強									
	りんごとキャベツのサラダ	りんご（皮つき）	30				*						36
		キャベツ	25				0.1						50
		干しぶどう	2				*						15
		ヨーグルト（無糖）	10	小さじ1強				0.1					16
		マヨネーズ	10	大さじ1弱						67		0.2	
	果物	バレンシアオレンジ	30	中1/5個弱			0.1						42
	紅茶	紅茶（浸出液）	120	3/5カップ							別2		8
		砂糖	10	大さじ1強					40				
夕食	ご飯	米飯	130	小茶わん1強	1.1								32
	トマトとわかめのスープ	ミニトマト	10	中1個			*						29
		わかめ（乾）	0.3	小さじ1/4弱							別1	0.1	16
		水	120	3/5カップ									
		コンソメ（乾）	1	小さじ1/3							別4	0.5	
		塩	0.2									0.2	
		こしょう	少々										
	さけフライ	さけ	50	中切り身3/4弱				3.3					167
		小麦粉（薄力粉）	3	小さじ1	0.1								3
		鶏卵	3					0.1					4
		パン粉（乾）	4	大さじ1強	0.2								6
		植物油	5	大さじ1強					50				
		塩	0.2									0.2	
	パプリカのソテー	黄ピーマン	15				*						30
		赤ピーマン	10				*						21
		植物油	4	小さじ1					40				
	ほうれんそうのごま和え	ほうれんそう（ゆで）	50				0.4						246
		すりごま	1.5	小さじ1/2弱		0.1							6
		砂糖	2	小さじ2/3					8				
		濃口しょうゆ	2	小さじ1/3							別4	0.3	8
間食	いちごかん	いちご	40	小4粒			0.1						68
		砂糖	20	大さじ2強					80				
		粉かんてん	1	小さじ1/2							別1		
		水	80										
		レモン果汁	少々										

COLUMN

小児腎臓病の食事療法を成功させるために

小児腎臓病では，既述（p.148）のとおり，たんぱく質摂取量を制限しても腎機能低下抑制効果が明らかではないため，たんぱく質制限を行わないこと，かつ十分なエネルギーをとることが基本的な考え方となります．p.150〜153に6〜7歳男児の普通食に相当するエネルギー，たんぱく質量の単位配分や献立を紹介しましたが，年齢，性別，体重により推定エネルギー必要量，たんぱく質推奨量は異なります．医師，管理栄養士に適正量や単位配分を確認し，不足なくとるように心がけてください．

小児期の1日の食事は，家庭食だけではなく保育所給食，学校給食を含めて考えていく必要があります．一般的に，給食には各年齢の園児や児童，生徒にとって1日に必要となるエネルギー，栄養素の1/3量が含まれています．特別な制限がなければ，楽しい園生活や学校生活を送るために，給食を全量摂取するようにしましょう．なお，給食だよりや献立表を確認し，給食から摂取するエネルギー量やたんぱく質量を把握することに加え，給食を全量食べきっているか，何を残したかを確認することが重要になります．

間食は大切な補食の機会になりますので，不足する栄養素をとるように心がけましょう．給食で主食を残した日にはパンやおにぎりなど炭水化物を含む食品，主菜の食べ方が少ない日には卵サンドやチキンナゲットなどたんぱく質を含む食品を選ぶとよいでしょう．市販の菓子類の中には，砂糖や油脂類を多く含み，エネルギーの補給には適していても，不足する栄養素を補うという点では適当でないものがありますので，注意しましょう．

腎機能の低下にともないリンの管理が必要になると，給食の牛乳，乳製品に制限がかかることがあります．牛乳200mLのエネルギー量は135kcalであり，ご飯80g（子ども茶わん軽く1膳程度）のエネルギー量に相当します．牛乳を控えることにより不足するエネルギーを補う必要がありますので，代替食品について管理栄養士と相談しましょう．

食事を豊かにする工夫

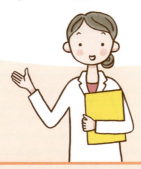

エネルギーを高める調理法

食欲不振のときの油の上手な使い方

主食に特殊食品を使ったときの 表4 の追加料理例

治療用特殊食品を使った一品料理

エネルギーを高める調理法

エネルギーが不足する場合は，調理法を工夫してエネルギーを高めます．

　低たんぱく質・高エネルギーの食事を考えるとき，むずかしいのは，使用できる食品の種類や量が限られていることです．少ない材料を生かしエネルギーを高めるには，素材の持ち味を考え，工夫した調理法を選択することが決め手となります．

　ここでは，表1〜表4までの主材料を，表5と表6の食品と組み合わせ，調理法によってエネルギーをどのように増やすことができるかを示しました．

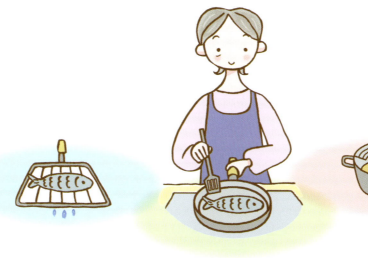

表1 ●米飯120gが調理によってエネルギーアップする例

ご飯・200kcal	五目混ぜご飯・320kcal	チャーハン・390kcal

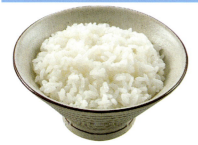 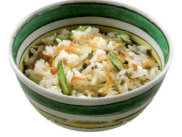 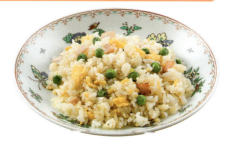

●材料（1人分／g）と作り方
米飯 ………… 120

た 3.0g　カ 30mg　塩 0g

●材料（1人分／g）と作り方

米飯 ………… 120	植物油 ………… 8
鶏ひき肉 ……… 10	だし汁 ………… 5
にんじん ……… 10	みりん ………… 3
ごぼう ………… 5	濃口しょうゆ … 2
さやいんげん … 5	塩 …………… 0.5

❶にんじんは千切り，ごぼうはささがきにして水にさらしてから，水気をきります．
❷さやいんげんは，ゆでて斜めに切ります．
❸鍋に油を熱し，①を炒め，鶏ひき肉を加えて炒めます．だし汁，みりん，しょうゆ，塩で調味し，汁気がなくなるまで煮ます．
❹熱いご飯に③②を入れてさっくり混ぜます．

た 5.5g　カ 122mg　塩 0.8g

●材料（1人分／g）と作り方

米飯 ………… 120	グリーンピース（冷凍）‥ 5
ハム ………… 10	植物油 ………… 15
鶏卵 ………… 15	塩 …………… 0.5
ねぎ ………… 15	濃口しょうゆ … 1

❶ハムは小さい角切り，ねぎは粗みじん切りにします．グリーンピースは解凍します．
❷フライパンに油1/3量を熱し，溶き卵を入れて炒り卵を作り，取り出します．
❸残りの油を熱し，ねぎを炒め，ハム，ごはんを加えて炒めます．塩，しょうゆで調味し，グリーンピース，②を加えて炒めます．

た 6.9g　カ 118mg　塩 1.1g

表2 ●りんご100gが調理によってエネルギーアップする例

うさぎりんご・60kcal

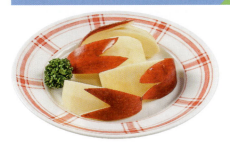

●材料（1人分／g）と作り方
りんご……100　パセリ……少々

❶りんごはくし形に切り，芯を取ります．
❷耳の形に切り込みを入れ，耳の下まで皮を薄くむきます．
❸薄めの塩水に軽くつけて，変色を防ぎます．

た 0.2g　カ 120mg　塩 0g

りんごのコンポート・140kcal

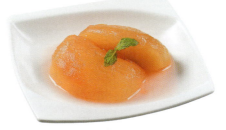

●材料（1人分／g）と作り方
りんご……100　レモン……2
砂糖……20　ミント……少々

❶りんごは半分に切り，皮をむいて芯を取ります．皮はとっておきます．
❷鍋にりんごの皮を敷き，りんご，砂糖，レモン，水を入れてひたひたにし，ふたをして火にかけ，煮立ったら火を弱めて柔らかく煮ます．

た 0.2g　カ 122mg　塩 0g

りんごのバター焼き・220kcal

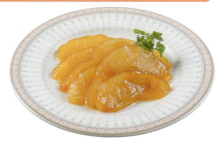

●材料（1人分／g）と作り方
りんご……100　砂糖……20
バター……12　セルフィーユ…少々

❶りんごは，皮をむいて薄いくし形に切ります．
❷砂糖に水少々（分量外）を入れて溶かします．
❸フライパンにバターを溶かし，りんごを並べて入れ，中火で焼き色がつくまで焼きます．②を入れてからめるように焼きます．

た 0.3g　カ 120mg　塩 0.2g

表2 ●じゃがいも80gが調理によってエネルギーアップする例

ベークドポテト・95kcal

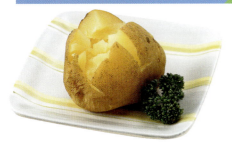

●材料（1人分／g）と作り方
じゃがいも……80　パセリ……少々
バター……5

❶じゃがいもは丸ごと硬めにゆでてから，オーブンで軟らかくなるまで焼きます．
❷じゃがいもの上に切り込みを入れ，下側を押して開き，バターをのせます．器に盛り，パセリを添えます．

た 1.3g　カ 328mg　塩 0.1g

じゃがいもの千切り炒め・125kcal

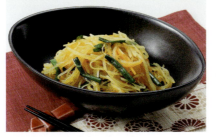

●材料（1人分／g）と作り方
じゃがいも……80　濃口しょうゆ…4.5
にんじん……10　みりん……3
しょうが……少々　酢……3
植物油……5　あさつき……5

❶じゃがいも，にんじんは皮をむいて千切りにし，しばらく水にさらしておき，ざるにあげ水気をよくきります．
❷フライパンに油を温めて，しょうがの千切りと①を炒め，しんなりしてきたら，しょうゆ，みりん，酢を合わせて加え，調味します．4cmくらいに切ったあさつきを加えて，さっと炒めます．

た 1.9g　カ 387mg　塩 0.7g

じゃがいものフライ・230kcal

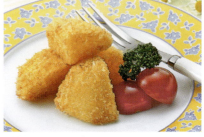

●材料（1人分／g）と作り方
じゃがいも……80　揚げ油（植物油）…12
小麦粉（薄力粉）…4　ミニトマト……5
鶏卵……4　パセリ……少々
パン粉（乾）……8

❶じゃがいもは皮をむいて，ひと口大に切り，熱湯でゆでます．
❷①に小麦粉，溶き卵，パン粉の順に衣を付けます．
❸揚げ油を170℃に熱し，②を入れて色よく揚げます．
❹器に③を盛り，ミニトマト，パセリを添えます．

た 3.3g　カ 364mg　塩 0.1g

表3 ●なす80gが調理によってエネルギーアップする例

茶せんなすの煮物・35kcal

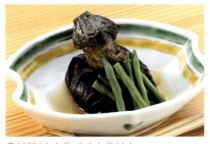

●材料（1人分／g）と作り方
なす ……………… 80　（かつお・こんぶ）
さやいんげん …… 10　砂糖 ……………… 3
だし汁 …………… 80　濃口しょうゆ …… 5

❶なすはへたを取り，縦5mm幅に切れ目を入れます．
❷さやいんげんは筋を取り，ゆでて4〜5cmの長さに切ります．
❸だし汁，調味料を温めて，なすを入れて紙ぶたをし，煮立ったら火を弱めて軟らかくなるまで煮ます．②を加えてさらに少し煮ます．
❹なすをねじって器に盛り，さやいんげんを添えます．

た 1.9g　カ 245mg　塩 0.9g

焼きなすのしょうがじょうゆ・100kcal

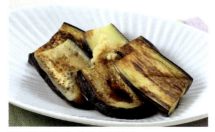

●材料（1人分／g）と作り方
なす ……………… 80　濃口しょうゆ …… 4
植物油 ……………… 8　しょうが ……… 少々

❶なすは食べやすい大きさに切ります．
❷フライパンに油を温めて，なすを並べて両面焼き，おろししょうがとしょうゆを混ぜてかけます．

た 1.2g　カ 191mg　塩 0.6g

なすのてんぷら・185kcal

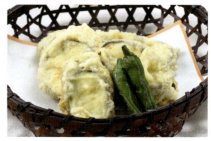

●材料（1人分／g）と作り方
なす ……………… 80　小麦粉（薄力粉）… 10
鶏卵 ……………… 4　揚げ油（植物油）… 12
水 ………………… 10　ししとうがらし …… 5

❶なすは7〜8mm幅の輪切りにします．
❷溶き卵に冷水を入れて，小麦粉を加えてさっくりと混ぜます．
❸揚げ油を170℃に熱し，なすに②の衣を付けて入れ，からりと揚げます．
❹ししとうがらしは竹串で穴をあけ，素揚げにします．

た 2.3g　カ 208mg　塩 0g

表4 ●鶏卵50gが調理によってエネルギーアップする例

ゆで卵・60kcal

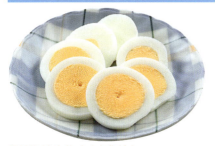

●材料（1人分／g）と作り方
鶏卵 ……………… 50

❶鍋に卵，水を入れて火にかけ，沸騰後12分ゆで，水にとります．

た 6.0g　カ 60mg　塩 0.2g

目玉焼き・110kcal

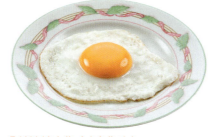

●材料（1人分／g）と作り方
鶏卵 ……………… 50　植物油 …………… 5

❶フライパンに油を熱し，中火にして卵を割り入れ，白身が白くなるまで焼きます．

た 6.0g　カ 60mg　塩 0.2g

スクランブルエッグ・140kcal

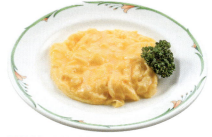

●材料（1人分／g）と作り方
鶏卵 ……………… 50　バター …………… 6
生クリーム ……… 10　パセリ ………… 少々
塩 ………………… 0.3

❶ボールに卵を入れてほぐし，塩，生クリームを加えて混ぜます．
❷フライパンにバターを溶かし，①を入れて木杓子で半熟状になるまで混ぜます．
❸②を器に盛り，パセリを添えます．

た 6.2g　カ 68mg　塩 0.6g

表4 ●豚肉60gが調理によってエネルギーアップする例

ゆで豚・130kcal

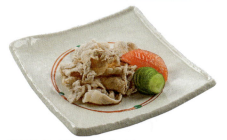

●材料（1人分／g）と作り方

豚肉	60	きゅうり	5
しょうが	5	ぽん酢しょうゆ	10
トマト	10		

❶熱湯にしょうが，ねぎ（分量外）の薄切りを少々入れ，豚肉を広げて入れてゆで，水にとり，水気をきり，食べやすい大きさに切ります．
❷きゅうりは食べやすい大きさに切ります．トマトはくし形に切ります．器に①②を盛り合わせ，ぽん酢をかけます．

た 12.4g　カ 259mg　塩 0.6g

しょうが焼き・190kcal

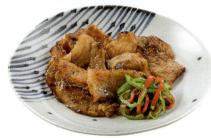

●材料（1人分／g）と作り方

豚肉	60	ピーマン	10
濃口しょうゆ	4	赤ピーマン	10
みりん	4	植物油	1
しょうが	5	塩	0.2
植物油	4		

❶しょうゆ，みりん，しょうが汁に豚肉を漬けます．
❷フライパンに油を温め，豚肉を両面焼いて火を通します．
❸②を食べやすい大きさに切って器に盛り，ピーマンの炒め物を添えます．

た 12.5g　カ 269mg　塩 0.8g

揚げ煮・290kcal

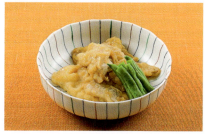

●材料（1人分／g）と作り方

豚肉	60	揚げ油（植物油）	9
酒	5	だし汁	30
しょうが汁	5	みりん	9
てんぷら粉	12	濃口しょうゆ	6
水	19	さやいんげん	15

❶豚肉はひと口大に切って酒，しょうが汁をかけます．
❷さやいんげんは，ゆでて斜めに切ります．
❸水にてんぷら粉を入れて衣を作り，①につけて170度の揚げ油でからりと揚げます．
❹鍋にだし汁，みりん，しょうゆを煮立て，③②を入れて煮ます．

た 14.0g　カ 293mg　塩 1.0g

表4 ●あじ60gが調理によってエネルギーアップする例

あじの塩焼き・125kcal

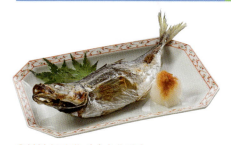

●材料（1人分／g）と作り方

あじ	60	だいこん	30
塩	0.6	濃口しょうゆ	1

❶あじは腹わたを除き，塩をふります（金ぐしを打って形を整えます）．
❷グリルで両面焼いて火を通します．
❸器にあじを盛り，だいこんおろしを添え，しょうゆをかけます．

た 12.2g　カ 272mg　塩 1.2g

あじのムニエル・220kcal

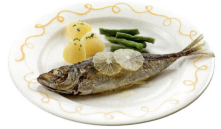

●材料（1人分／g）と作り方

あじ	60	じゃがいも	30
塩	0.4	塩	0.1
小麦粉（薄力粉）	3	パセリ	少々
植物油	3	さやいんげん	20
バター	2	植物油	1
レモン	5	塩	0.1

❶あじは腹わたを除き，塩，こしょう（少々）をふり，小麦粉を薄くまぶします．
❷フライパンに油を熱し，①を入れて色よく焼き，裏返して焼いて火を通します．
❸じゃがいもはひと口大に切り，熱湯で軟らかくゆで，湯を捨てて再び火にかけて水分をとばし，塩を振ります．さやいんげんはゆでて5cm長さに切り，油で炒め塩をふります．
❹器に②を盛り，溶かしバターをかけ，レモンの薄切りをのせ，③を添えます．

た 13.2g　カ 385mg　塩 1.0g

あじフライ・340kcal

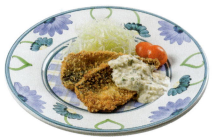

●材料（1人分／g）と作り方

あじ	60	マヨネーズ	12
塩	0.4	鶏卵	5
小麦粉（薄力粉）	3	たまねぎ	5
鶏卵	3	ピクルス	2
パン粉	6	キャベツ	20
揚げ油（植物油）	9	ミニトマト	10

❶あじは塩，こしょう（少々）を振り，小麦粉，溶き卵，パン粉の順に衣をつけます．
❷揚げ油を170度に熱し，①を入れてからりと揚げます．
❸マヨネーズに固ゆで卵のみじん切り，さらし玉ねぎのみじん切りと，ピクルスのみじん切りを入れて混ぜます．
❹キャベツは千切りにします．
❺器に④②を盛り，③をかけてプチトマトを添えます．

た 14.8g　カ 290mg　塩 1.1g

食欲不振のときの油の上手な使い方

食欲不振のときは，油ものがとりにくくなりがちです．①酢を使う，②マヨネーズにひと工夫する，③スープにして隠し味に工夫する，などの調理法で，エネルギーが高くても食べやすい例を示します．

揚げ魚の和風マリネ

●材料（1人分／g）と作り方

たら ……… 60		酢 ……… 7
小麦粉（薄力粉）……… 3		濃口しょうゆ ……… 5
揚げ油（植物油）……… 5	Ⓐ	みりん ……… 3
たまねぎ ……… 20		だし汁（かつお・こんぶ）… 5
にんじん ……… 5		植物油 ……… 2
きゅうり ……… 5		とうがらし（小口切り）… 少々

❶たまねぎ，にんじん，きゅうりは千切りにし，Ⓐと合わせます．
❷たらは3つに切り，小麦粉をまぶし，170℃に熱した油に入れてからりと揚げ，すぐに①に漬けてしばらくおきます．

た 13.0g　エ 144kcal　カ 278mg　塩 1.2g

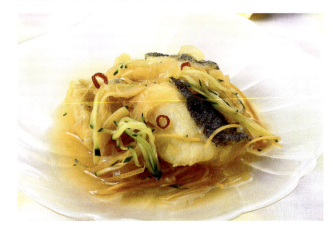

ささみときゅうりのからしみそマヨネーズ和え

●材料（1人分／g）と作り方

鶏ささみ肉 ……… 15	粉からし ……… 少々
きゅうり ……… 40	みそ ……… 4
ラディッシュ ……… 5	マヨネーズ ……… 6

❶ささみは蒸して手で細くさきます．
❷きゅうりは縦半分に切って，斜めに薄く切り，塩（0.5％，分量外）を振り，しんなりしたら水にさらして，水気をきり，絞ります．
❸粉からしは湯で溶き，みそ，マヨネーズと合わせます．
❹③で①②を和えて，器に盛り，ラディッシュの千切りをのせます．

た 4.0g　エ 86kcal　カ 167mg　塩 0.6g

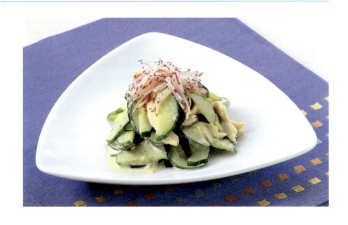

野菜カレーポタージュ

●材料（1人分／g）と作り方

キャベツ ……… 30	カレー粉 ……… 0.5
たまねぎ ……… 30	塩 ……… 0.5
じゃがいも ……… 60	牛乳 ……… 25
バター ……… 4	生クリーム ……… 20
コンソメ ……… 0.5	パセリ ……… 少々
水 ……… 120	

❶たまねぎは薄く切り，キャベツ，じゃがいもは小さく切ります．
❷鍋にバターを溶かし，①とカレー粉を炒め，スープ（コンソメと水），塩を入れ，軟らかくなるまで煮ます．
❸②をミキサーにかけてなめらかにし，鍋に移して牛乳を入れて温め，最後に生クリームを加えます．
❹器に盛り，パセリのみじん切りを散らします．

た 3.0g　エ 192kcal　カ 414mg　塩 0.8g

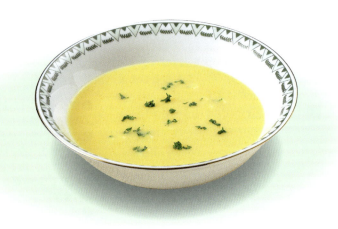

主食に特殊食品を使ったときの表4の追加料理例

ご飯180g1.5単位をたんぱく質調整ご飯に変更すると，以下のような表4の食品を使った料理が追加できます．

いんげんの牛肉巻き焼き

●材料（1人分／g）と作り方

牛もも肉	25	さやいんげん	30
濃口しょうゆ	3	植物油	3
みりん	3	サラダ菜	5

❶牛肉はしょうゆ，みりんに漬けて15分おきます．
❷さやいんげんは筋をとり，熱湯でゆでます．
❸①の牛肉を広げて，②のいんげんを手前にのせてきっちりと巻き，巻き終わりにかたくり粉（分量外）を少々つけて止めます．
❹フライパンに油を温めて，③の巻き終わりを下にして入れ，ころがしながら焼きます．
❺切り分けてサラダ菜と盛り合わせます．

た 4.6g　エ 124kcal　カ 173mg　塩 0.5g

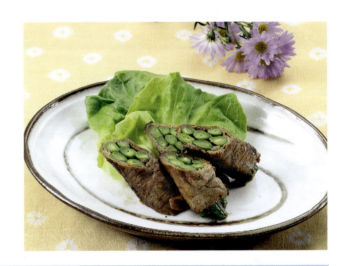

かきと野菜のピリ辛炒め

●材料（1人分／g）と作り方

かき	60	とうがらし	少々
はくさい	50	しょうが	少々
にんじん	5	濃口しょうゆ	3
あさつき	5	みりん	3
植物油	4		

❶かきはざるに入れて，振り洗いして水気をきります．
❷はくさいはそぎ切り，にんじんは短冊に切ります．
❸フライパンに油を温め，とうがらしの小口切り，しょうがのみじん切りを入れ，②を炒めてしんなりしてきたら，①を加えます．
❹かきに火が通ったらしょうゆ，みりんで調味し，仕上げに3cmに切ったあさつきを加えて炒めます．

た 4.9g　エ 99kcal　カ 272mg　塩 1.3g

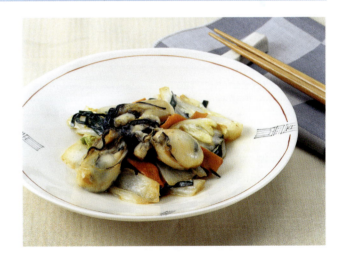

生揚げのおろし煮

●材料（1人分／g）と作り方

生揚げ	40	だし汁	40
だいこん	30	砂糖	1.5
糸みつば	3	濃口しょうゆ	4

❶生揚げは縦半分に切り，1.5cmの厚さに切ります．
❷だいこんは，すりおろして軽く水気をきります．糸みつばは3cm長さに切ります．
❸鍋にだし汁，砂糖，しょうゆを温めて，①を入れて煮含め，②を加えて少し煮ます．

た 4.7g　エ 83kcal　カ 164mg　塩 0.6g

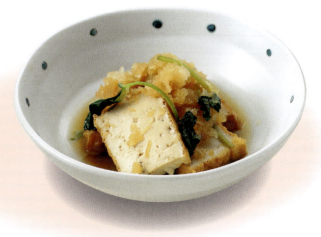

治療用特殊食品を使った一品料理

ここでは，たんぱく質調整食品（ご飯，めん，パンなど），エネルギー調整食品（粉あめ，でんぷん小麦粉）を使った料理例を示します．

細巻き寿司

●材料（1人分／g）と作り方（㊙たんぱく質調整ご飯の使用例）

ゆめごはん 1/25 トレー …… 180	わさび ……………………… 少々
酢 ……………………………… 12	きゅうり …………………… 20
砂糖 ………………………… 1.5	ごま（いり） ……………… 1
塩 …………………………… 0.5	焼きのり …………………… 2
まぐろ中とろ ……………… 20	食塩濃度5％減塩しょうゆ … 3

❶酢，砂糖，塩を合わせて煮溶かし，冷まします．
❷ご飯は表示に従って温め，ボールに入れて①を回しかけ，さっくり混ぜ，人肌に冷まします．
❸まぐろ中とろは1cm角の棒状に切ります．
❹きゅうりは千切りにします．
❺焼きのりは長い辺を半分に切り，巻きすの上にのせ，②の半量を広げ，③をおいてわさび少々をぬり，巻きます．同様にして，きゅうりといりごまを芯にして巻き，切り分けます．
❻食べるときに，減塩しょうゆを添えます．

た 5.6g エ 372kcal カ 134mg 塩 0.7g

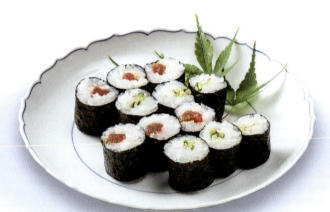

ドライカレー

●材料（1人分／g）と作り方（㊙たんぱく質調整ご飯の使用例）

サトウの低たんぱくごはん 1/25 … 180	マッシュルーム …………… 10
植物油 ……………………… 10	塩 …………………………… 0.5
豚ひき肉 …………………… 20	コンソメ …………………… 1
たまねぎ …………………… 30	カレー粉 ………………… 1.5
にんじん …………………… 10	こしょう ………………… 少々
ピーマン …………………… 10	

❶ご飯は，表示に従って温めておきます．
❷たまねぎ，にんじん，ピーマン，マッシュルームはみじん切りにします．
❸油を熱したフライパンに豚ひき肉を入れて炒め，火が通ったら②を加えさらに炒め，カレー粉，塩，こしょう，コンソメで調味します．
❹③に①をほぐし入れ，よく炒めます．

た 5.3g エ 465kcal カ 201mg 塩 0.9g

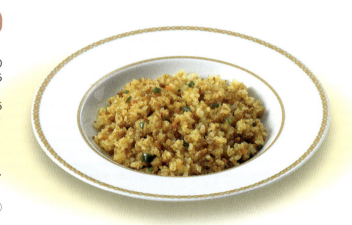

きな粉おはぎ

●材料（1人分／g）と作り方（特たんぱく質調整ご飯，たんぱく質調整きな粉の使用例）

1/25越後ごはん …………… 90	グンプンきな粉 …………… 10
砂糖 ………………………… 9	

❶きな粉に砂糖を入れて混ぜます．
❷ご飯は表示に従って温めます．ボールに入れ，マッシャーで軽くつぶし，2等分にして丸め，①をまぶします．
❸器に②を盛り，残りの①をかけます．

た 0.8g エ 231kcal カ 30mg 塩 0g

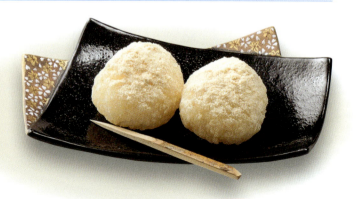

シーフードドリア

●材料（1人分／g）と作り方（㊵たんぱく質調整ご飯の使用例）

ピーエルシーごはん1/20	180	
A { 小麦粉（薄力粉）	5	
無塩バター	5	
水	50	
牛乳	30	
コンソメ	1	
塩	0.3	
こしょう	少々	
しばえび（むきえび）	10	
するめいか	10	
たまねぎ	20	
にんじん	10	
マッシュルーム	10	
無塩バター	10	
塩	0.3	
植物油	3	
グリンピース（冷凍）	5	
パルメザンチーズ	1	

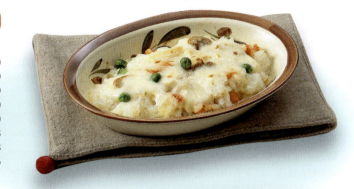

❶ご飯は，表示に従って温めておきます．
❷Ⓐでホワイトソースを作っておきます．
❸えびは2～3個にぶつ切り，いかは細めの短冊に，野菜は1cm角切り，マッシュルームは薄切りにします．
❹油を熱したフライパンにバター10gを加えて❸を炒め，❶のご飯もほぐし入れ，さらに炒めます．
❺❹に❷のホワイトソースを混ぜ入れ，耐熱皿に盛ります．上から粉チーズを振り，グリンピースを散らして，200℃のオーブンで焼き色がつくまで8～10分ほど焼きます．

た 7.0g　エ 507kcal　カ 217mg　塩 1.2g

三色丼

●材料（1人分／g）と作り方（㊵たんぱく質調整ご飯の使用例）

ピーエルシーごはん1/20	180	
A { 鶏ひき肉	15	
酒	2	
みりん	3	
砂糖	2	
濃口しょうゆ	6	
B { 鶏卵	20	
砂糖	2	
塩	0.2	
植物油	1	
さやえんどう	15	
しょうが甘酢漬	2	

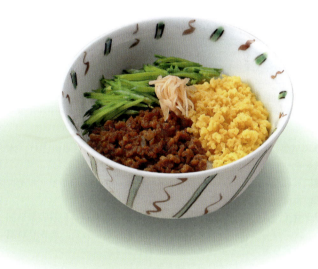

❶ご飯は，表示に従って温めておきます．
❷さやえんどうは色よくゆでて，細い千切りにします．
❸小鍋にⒶを入れ，炒り煮して鶏そぼろを作ります．
❹ボールにⒷを合わせ，熱したフライパンに油を敷き，細かい炒り卵を作ります．
❺丼に❶を均一に入れ，❷～❹を彩りよく盛り，中央にしょうが甘酢漬を飾ります．

た 6.6g　エ 403kcal　カ 123mg　塩 1.2g

にゅうめん

●材料（1人分／g）と作り方（㊵エネルギー調整めんの使用例）

そらまめ食堂たんぱく質調整そうめん	60	
鶏むね肉	10	
ほうれんそう	10	
にんじん	10	
だし汁	150	
塩	0.5	
食塩濃度5％減塩しょうゆ	6	
みりん	3	

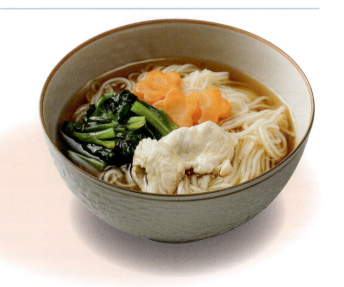

❶鶏肉はそぎ切りにします．
❷ほうれんそうはゆでて3cm長さに切ります．にんじんは型で抜いてゆでます．
❸そうめんは袋の表示に従ってゆでます．
❹だし汁，塩，減塩しょうゆ，みりんを温め，鶏肉，にんじんを入れて煮ます．❸を入れて温め，ほうれんそうを加えます．

た 3.7g　エ 260kcal　カ 192mg　塩 1.0g

ビーフン風焼きめん

●材料（1人分／g）と作り方（㊙エネルギー調整めんの使用例）

ジンゾウ先生のでんぷん細うどん	100	ピーマン	10
豚肩ロース肉	25	しいたけ	10
キャベツ	30	植物油	10
にんじん	20	濃口しょうゆ	4
たまねぎ	30	塩	0.5
		こしょう	少々

❶豚肉はひと口大に，キャベツは食べやすい大きさのザク切りに，にんじんは薄い短冊切りに，たまねぎは薄いくし切りにしておきます．
❷ピーマンとしいたけは千切りにします．
❸でんぷんめんを熱湯に入れて軽くほぐし，4分ほどゆでて，1～2分蒸らしてからざるにあげ，流水で洗い，水をきっておきます．
❹油を熱したフライパンで，肉を炒め，ピーマン以外の野菜としいたけも入れて炒め，火が通ったら，しょうゆ，塩，こしょうで調味して，ピーマンとめんを入れてさらに炒めます．

た 6.8g　エ 491kcal　カ 316mg　塩 1.6g

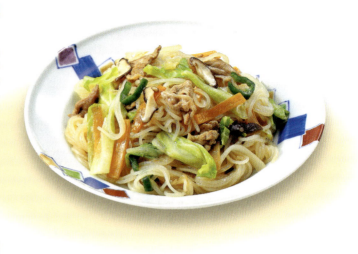

スパゲッティボンゴレ

●材料（1人分／g）と作り方（㊙たんぱく質調整めんの使用例）

アプロテンたんぱく調整スパゲティタイプ	100	とうがらし	少々
あさり（殻付き 125g）	50	オリーブ油	10
白ワイン	30	塩	0.6
にんにく	2	こしょう	少々
		しそ	2

❶スパゲッティは，表示に従って熱湯でゆでて，ざるに上げ，水気をきります．
❷にんにくはみじん切り，とうがらしは種を除き小口切り，しそは細い千切りにしておきます．
❸フライパンに白ワインを入れて，よく洗ったあさりを殻のまま加え，火にかけます．ふたをして5～6分蒸し煮にして，あさりが口を開いたら煮汁ごとボールにあけておきます．
❹同じフライパンにオリーブ油を熱し，にんにく・とうがらしを加え，①のスパゲッティと③のあさりを汁ごと入れて炒め，仕上げにしそを散らし入れます．

た 3.7g　エ 513kcal　カ 130mg　塩 1.7g

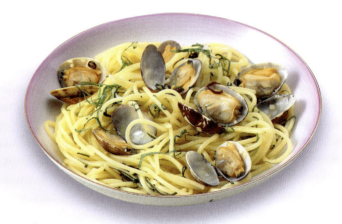

卵サンド

●材料（1人分／g）と作り方（㊙たんぱく質調整パンの使用例）

越後のバーガーパン	80	マヨネーズ	4
無塩バター	10	きゅうり	10
鶏卵	25	トマト	15

❶卵は固ゆでにし，みじん切りにしてマヨネーズであえます．
❷きゅうり，トマトは薄く切ります．
❸バーガーパンは横半分に切り，オーブントースターで焼き，バターをぬります．
❹③に①と②をはさみます．

た 3.6g　エ 359kcal　カ 91mg　塩 0.5g

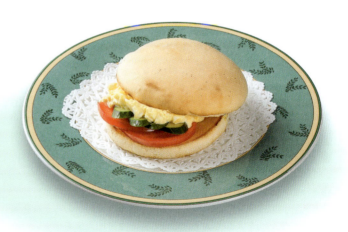

フレンチトースト

●材料（1人分／g）と作り方（㊙たんぱく質調整パン，粉あめの使用例）

越後の食パン	50	粉あめ	15
鶏卵	8	植物油	3
牛乳	30	無塩バター	3
砂糖	5	いちごジャム	20

❶卵を溶いて牛乳を入れ，砂糖，粉あめを加えて溶かします．
❷パンを半分に切り，①に浸します．
❸フライパンに油，バターを入れて温め，②のパンを入れて色よく両面を焼きます．
❹器に盛り，好みのジャムを添えます．

た 2.3g　エ 328kcal　カ 83mg　塩 0.4g

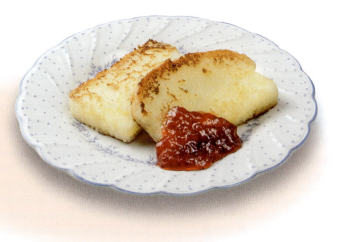

チーズオンもち

●材料（1人分／g）と作り方（㊙たんぱく質調整もちの使用例）

グンプンの力餅	90	植物油	6
プロセスチーズ	15	食塩濃度5％減塩しょうゆ	1

❶フライパンに油を温め，もちを入れて中火で色よく焼き，裏返します．
❷もちの上に減塩しょうゆをぬり，チーズをのせてふたをして軟らかくなるまで焼きます．

た 3.9g　エ 285kcal　カ 14mg　塩 0.4g

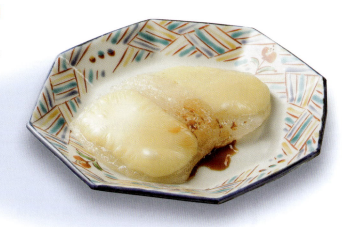

もちもちピザ

●材料（1人分／g）と作り方（㊙でんぷん小麦粉の使用例）

Ⓐ グンプンでんぷん小麦粉	80	ピザソース（市販品）	15
水	70	ピザ用チーズ	15
バター	5	たまねぎ	5
		ピーマン	5

❶ボールにⒶを入れ，よくこねてピザ生地を作り，14～15cmの円形にのばして，テフロン加工のフライパンで軽く焼きます．
❷たまねぎは薄く切り，ピーマンは両端を切って種を除き，細い輪切りにします．
❸①の生地に，ピザソースを均一にぬり，②を散らし，ピザ用チーズをのせて，180℃のオーブンでチーズが溶けるくらいまで5分ほど焼きます．

た 3.7g　エ 376kcal　カ 96mg　塩 0.7g

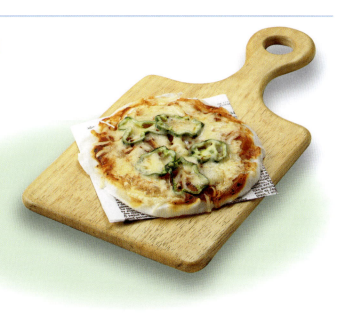

お好み焼き

●材料（1人分／g）と作り方（㊙でんぷん小麦粉，マクトンゼロパウダーの使用例）

ジンゾウ先生のでんぷん薄力粉 ……… 60	キャベツ …………… 30
マクトンゼロパウダー …… 13	植物油 ……………… 5
鶏卵 ………………… 10	マヨネーズ ………… 10
水 …………………… 60	減塩中濃ソース …… 5
塩 …………………… 0.3	花かつお …………… 0.3
豚ロース肉（薄切り）… 20	あおのり …………… 少々

❶豚肉はひと口大に，キャベツは千切りにします．
❷大きめのボールに鶏卵と水，塩を入れて混ぜ，それにでんぷん小麦粉とマクトンゼロパウダーも加えてよく混ぜます．
❸②に①を入れて軽く混ぜ，油を熱したフライパンに広げ入れ，ふたをして，こがさないよう弱めの中火で両面焼きます．
❹③を皿に盛り，減塩中濃ソース，マヨネーズをぬり，花かつお，あおのりを振って，熱々を食べます．

た 6.0g　エ 502kcal　カ 165mg　塩 0.7g

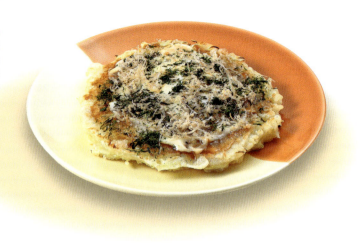

ボンボンドーナッツ

●材料（1人分／g）と作り方（㊙でんぷん小麦粉の使用例）

ジンゾウ先生のでんぷん薄力粉 ……… 60	無塩バター ………… 3
ベーキングパウダー … 10	鶏卵 ………………… 5
水 …………………… 10	レモン果汁 ………… 1
砂糖 ………………… 10	揚げ油（植物油）…… 9
	砂糖 ………………… 3

❶でんぷん小麦粉とベーキングパウダーを合わせてふるいます．
❷バターに砂糖を入れて混ぜ，卵，水，レモン汁の順に加えて混ぜます．①を加えて木杓子で混ぜます．
❸ワックスペーパーの上に②をおいて1cm厚さにのばし，ドーナッツ型で抜きます（型のないときは手で丸く形を作ります）．
❹揚げ油を170℃に熱し，③を入れて色よくからりと揚げ，砂糖をまぶします．

た 0.7g　エ 276kcal　カ 50mg　塩 0.3g

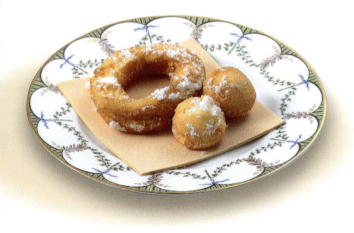

いちごのモスコビー

●材料（1人分／g）と作り方（㊙粉あめの使用例）

いちご ……………… 30	レモン果汁 ………… 5
水 …………………… 50	生クリーム ………… 15
粉かんてん ………… 1	卵白 ………………… 5
砂糖 ………………… 10	ミント ……………… 少々
粉あめ ……………… 20	

❶いちごは裏ごしします．
❷水に粉かんてんを入れて火にかけ，煮立って粉かんてんが溶けたら砂糖，粉あめを加えて溶かし，ボールにこして冷まします．
❸②の粗熱がとれたらいちご，レモン汁を入れて混ぜ，生クリームを加えて混ぜます．
❹少しとろみがつきかけたら固く泡立てた卵白を加え，水でぬらした型に入れて冷蔵庫で冷やし固めます．
❺型から出して器に盛り，ミントを飾ります．

た 1.1g　エ 192kcal　カ 75mg　塩 0g

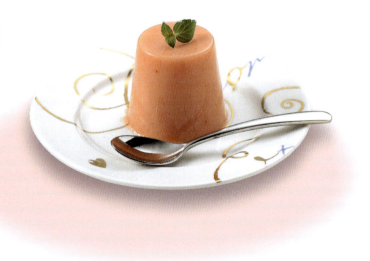

くずもち

●材料（1人分／g）と作り方（特粉あめ，たんぱく質調整きな粉の使用例）

A ┌ くず粉 ……………… 16
　│ 水 ………………… 80
　│ 砂糖 ……………… 6
　└ 粉あめ …………… 20

B ┌ 黒砂糖 …………… 6
　│ 粉あめ …………… 10
　└ 水 ………………… 10
グンプンきな粉 …………… 5

❶鍋にⒷを入れて混ぜ，火にかけて煮溶かし，煮立ったら火を弱めて少し煮つめ，冷ましておきます．
❷Ⓐのくず粉，水，粉あめを合わせて溶かし，砂糖を加えます．
❸②を木杓子で混ぜながら中火にかけ，色が変わり，ねっとりして煮立ってきたら火を弱めて，さらに4〜5分練り，バットに入れて1cm厚さくらいに広げて冷まします．
❹③を切り分けて，きな粉をまぶして器に盛り，①をかけます．

た 0.5g　エ 232kcal　カ 81mg　塩 0g

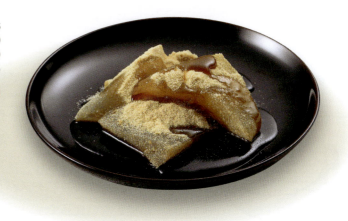

そら豆しるこ

●材料（1人分／g）と作り方（特粉あめの使用例）

そら豆 …………………… 30
砂糖 ……………………… 6
粉あめ …………………… 30
水 ………………………… 30
白玉粉 …………………… 5

❶水に砂糖，粉あめを入れて煮溶かし，煮立ったら火からおろして冷まします．
❷そら豆は熱湯で軟かくゆでて，ざるにとり，皮をむきます．
❸ミキサーに①②を入れて撹拌し，なめらかになったら鍋に移します．
❹白玉粉に水（分量外）を入れて耳たぶくらいの固さにこね，小さく丸めて真ん中を軽く押さえて熱湯に入れ，ゆでます．浮いてきたら少しおいて水にとり，水気をきります．
❺③を温めて器に盛り，④の白玉粉を加えます．

た 3.3g　エ 207kcal　カ 130mg　塩 0g

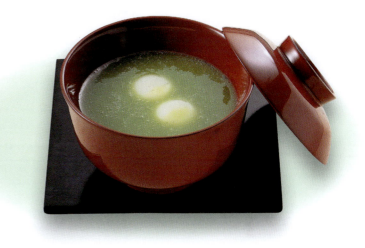

梅酒かん

●材料（1人分／g）と作り方（特粉あめの使用例）

梅酒 ……………………… 20
水 ………………………… 40
粉かんてん ……………… 0.7
砂糖 ……………………… 3
粉あめ …………………… 30
みずあめ ………………… 15
レモン果汁 ……………… 3

❶水に粉かんてんを入れて火にかけ，煮立ってかんてんが溶けたら砂糖，粉あめ，みずあめを入れて溶かし，ボールにこし入れます．
❷①の粗熱がとれたら梅酒，レモン汁を加え，水でぬらした型に流し，冷蔵庫で冷やし固めます．
❸②を型から出して，切り分けて器に盛ります．

た 0g　エ 212kcal　カ 10mg　塩 0g

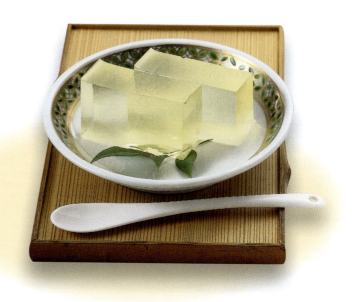

食品の食塩・カリウム・リンを減らす調理法

●めん類
（塩を入れないでゆでる）
大量の湯

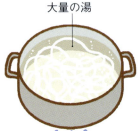

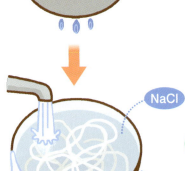

NaCl

1. 食塩

　加工食品のうどん類，そうめん類，干しそばは，製造過程で食塩が添加される食品です．めん類のゆでる前とゆでた後の重量，食塩相当量などを**表1**に示しました．塩を加えない熱湯でゆでると，減塩できます．

　一方，マカロニやスパゲッティ（パスタ）および生そばは，製造過程で食塩を添加しない食品です．パスタは，通常，塩を加えた熱湯でゆでるので，ゆでためんに塩が付着しますが，そばは熱湯だけでゆでるので，食塩は0のままです．

　ゆでた後では，パスタ以外の食塩相当量は2g以下です．ゆでる前に比べると，パスタ以外のめん類の食塩相当量は38％以下に減少しています．めん類をゆでる熱湯に食塩を加えないことは減塩のポイントです．

2. カリウムとリン

①米・めん類

　炊飯後の米のカリウム・リンは，もち米の精白米でもっとも少なく，次にうる

表1　めん類のゆでる前とゆでた後の食塩相当量・カリウム・リンの変化

食品	ゆでる前				ゆでた後				食品100gに含まれている食塩相当量，カリウムおよびリンがゆでた後にどれだけ残っているか（％）*		
	重量	食塩相当量	カリウム	リン	重量	食塩相当量	カリウム	リン	食塩相当量	カリウム	リン
	(g)	(g)	(mg)	(mg)	(g)	(g)	(mg)	(mg)			
うどん（生）	100	2.5	90	49	180	0.5	16	32	20	18	65
干しうどん（乾）	100	4.3	130	70	240	1.2	34	58	28	26	83
そうめん・ひやむぎ（乾）	100	3.0	120	70	270	0.5	14	65	13	12	93
手延そうめん・ひやむぎ（乾）	100	5.8	110	70	290	0.9	15	67	16	14	96
中華めん（生）	100	1.0	350	66	190	0.4	114	55	40	33	83
干し中華めん（乾）	100	1.3	310	120	250	0.5	100	98	38	32	82
沖縄そば（生）	100	2.1	340	65	170	0.7	136	48	33	40	74
干し沖縄そば（乾）	100	4.3	130	100	230	1.2	23	83	28	18	83
マカロニ・スパゲッティ（乾）	100	0	200	130	220	2.6**	31	114	—	16	88
そば（生）	100	0	160	170	190	0	65	152	—	41	89
干しそば（乾）	100	2.2	260	230	260	0.3	34	187	14	13	81

*ゆでた後の重量に含まれている各成分量/食品100gに含まれている各成分量×100（％）：ゆでた後の値を整数まで計算し，残存率を計算した
**20倍の水（1.5％食塩水）で調理

表2 水稲米の米と飯の重量・カリウム・リンの変化

食品	炊飯前			炊飯後（飯）				
	重量	カリウム	リン	重量	カリウム	リン	米100gに含まれているカリウムおよびリンが炊飯後にどれだけ残っているか（%）*	
	(g)	(mg)	(mg)	(g)	(mg)	(mg)	カリウム	リン
玄米	100	230	290	210	200	273	87	94
半つき米	100	150	210	210	90	111	60	53
七分つき米	100	120	180	210	74	92	62	51
精白米・うるち米	100	89	95	210	61	71	69	75
もち米・精白米	100	97	100	180	50	34	52	34
はいが精米	100	150	150	210	107	143	71	95
発芽玄米	100	160	280	210	143	273	89	98

*炊飯後の飯に含まれている各成分量／生100gに含まれている各成分量×100（%）：炊飯後の値を整数まで計算し，残存率を計算した

ち米の精白米が少なくなっています．米は炊いて飯にすると，カリウムもリンも約30%除去できます．これは米をとぐことにより，無機質を含むぬかなどが水に流出するためです．とぐ回数を増やせば，減少がさらに期待できます（**表2**）．

また，すべてのめん類のカリウムは40%以下に減少しています．リンは65〜96%以下と，ほかに比べ減少しにくい成分です（**表1**）．

②いも，野菜，きのこ，海藻

次頁の**表3**に，おもな植物性食品の調理前と調理後のカリウム・リン値を示しました．

じゃがいもの重さは，蒸す，水煮と異なり，揚げる（フライドポテト）と約半分になります．一方，カリウムとリンは，蒸す，水煮，フライドポテトともにほぼ同じ値です．

大豆100gは，ゆでると220gになり，生に比べカリウムは61%，リンは85%に減ります．油揚げ100gは，油抜きすると重量が140gになり，生に比べカリウムは83%になります．それをゆでると，リンは29%にまで減少します．

ほうれんそう100gは，ゆでると70g，その後，油炒めすると58gになります．カリウムはどちらも約半分に，リンは約65%に減少します．にんじんは，油炒めや素揚げでは，カリウムやリンは減少しませんが，ゆでるとカリウムは77%，リンは92%に減少します．

だいこん生100gは，ゆでると86gになり，カリウムは79%，リンも71%に減少します．切干しだいこん（乾）100gは，ゆでると560g，油炒めで350gになり，調理する前に比べ，カリウムは10〜11%，リンは25〜29に%減少します．

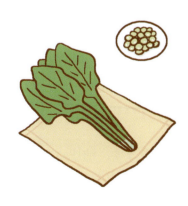

表3 植物性食品の調理前と調理後の重量・カリウム・リンの変化

食品	調理前				調理後			調理前100gに含まれているカリウムおよびリンが調理後にどれだけ残っているか（%）*	
	重量	カリウム	リン		重量	カリウム	リン	カリウム	リン
	(g)	(mg)	(mg)		(g)	(mg)	(mg)		
じゃがいも	100	410	40	蒸し	97	320	22	78	55
				水煮	98	333	25	81	63
				フライドポテト	52	343	25	84	63
黄大豆 国産（乾）	100	1,900	490	ゆで	220	1,166	418	61	85
油揚げ	100	86	350	油抜き 生	140	71	392	83	112
				油抜き 焼き	99	73	376	85	107
				油抜き ゆで	210	25	378	29	108
ほうれんそう 葉	100	690	47	ゆで	70	343	30	50	64
				油炒め	58	307	31	44	66
にんじん 根 皮むき	100	270	25	ゆで	87	209	23	77	92
				油炒め	69	276	26	102	104
				素揚げ	72	274	25	101	100
だいこん 根 皮むき	100	230	17	ゆで	86	181	12	79	71
切干しだいこん	100	3,500	220	ゆで	560	347	56	10	25
				油炒め	350	385	63	11	29
キャベツ	100	200	27	ゆで	89	82	18	41	67
				油炒め	80	200	26	100	96
たまねぎ	100	150	33	水さらし	100	88	20	59	61
				ゆで	89	98	22	65	67
				油炒め	70	147	33	98	100
生しいたけ 菌床栽培	100	280	87	ゆで	110	220	72	79	83
				油炒め	92	276	85	99	98
干しひじき	100	6,400	93	ゆで	990	1,584	20	25	22
				油炒め	870	1,740	26	27	28

*調理後の料理に含まれている各成分量／生（乾）100gに含まれている各成分量×100（%）：調理後の値を整数まで計算し，残存率を計算した

　キャベツ100gは，ゆでると89g，油炒めでは80gになります．油炒めでは，カリウムもリンも減少しませんが，ゆでるとカリウムは41%，リンは67%に減少します．

　たまねぎは，水さらしとゆではカリウム59～65%，リン61～67%に減少しますが，油炒めではカリウム・リンは減少しません．

　生しいたけも，ゆではカリウム79%，リン83%に減少しますが，油炒めではカリウム・リンはほとんど減少しません．

食品の食塩・カリウム・リンを減らす調理法

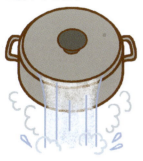

●豆類
二度ゆでこぼす

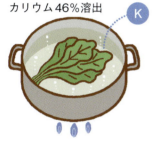

●ほうれんそうなどの
葉茎菜類
カリウム46％溶出

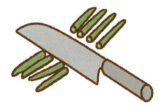

●さやいんげんなどの
未熟豆類
1/2に切ってゆでる

*1 ナトリウムを食塩相当量と表記．
*2 もち米は含まない．
*3 食塩水でゆでる食品（マカロニ・スパゲッティ）は含まない．
*4 乾燥種実類（はす）は含まない．
*5 調べた食品が1種類であることに留意する．
*6 ひき肉は含まない．
（文科省：日本食品標準成分表2015年版（七訂）表25より抜粋，改変）

表4　調理による食塩相当量・カリウム・リンの残存率（％）

食品群	調理法	食品	無機質		
			食塩相当量*1	カリウム	リン
穀類	ゆで	めし*2	97	71	74
		全かゆ*2	100	70	69
		五分かゆ*2	—	70	68
		おもゆ*2	—	70	67
		乾めん*3	22	18	85
		生めん	47	33	78
いもおよびでんぷん類	いも	蒸し	96	94	88
		水煮	92	81	82
	でんぷん製品	ゆで	76	58	82
豆類	乾燥豆	ゆで	94	64	77
種実類	ゆで*4		97	90	89
		いり*5	—	93	100
野菜類	ゆで	花菜	78	64	79
		葉茎菜	66	54	78
		根菜	78	80	88
		果菜	87	86	92
		未熟豆	83	70	85
		山菜	84	29	65
		乾燥野菜	65	14	39
	焼き	果菜*5	—	100	100
	電子レンジ	未熟豆*5	—	100	100
	水さらし	葉茎菜*5	—	91	92
		根菜*5	100	59	61
きのこ類	ゆで	生鮮	82	66	77
		乾燥	100	60	59
	焼き	生鮮*5	98	96	95
藻類	ゆで		29	25	21
	水戻し*5		26	30	79
魚類	焼き	生鮮魚	97	94	97
		塩蔵魚	92	92	100
		貝	83	85	87
		えび*5	77	68	78
		いか*5	100	84	84
	水煮	生鮮魚	85	80	88
		貝	50	70	110
		いか*5	83	79	85
	ゆで	えび*5	110	110	120
		かに	71	62	64
		いか*5	41	38	54
		たこ*5	67	67	61
	蒸し	生鮮魚*5	70	66	75
肉類	焼き	うし*6	83	84	86
		ぶた*6	88	89	92
		めんよう	76	77	79
		にわとり*6	93	90	90
		ひき肉	95	96	96
	ゆで	うし	35	31	50
		ぶた	42	42	62
		にわとり	60	58	72
卵類	ゆで		84	87	100

ほしひじき（乾）100gは，ゆでると990g，それを油炒めすると870gになります．調理する前に比べ，カリウムは25～27％，リンは21～28％に減少します．

　このように，植物性食品は，ゆでる，水さらしなど水を大量に使う調理では，カリウムやリンを減少させることができます．

③魚類

　魚100gは，水で煮ると重量が71～85gになり，生に比べカリウムで71～85％，リンは78～95％に減少します．一方，焼くと重量が72～82gになり，生に比べカリウムで86～103％，リンで86～108％になります．

　フライは，衣の付着があるため，調理後の重量が少し増え，カリウム・リンは生よりも高い値になります．

④肉類

　肉100gは，焼くと58～82gになり，生に比べカリウムで70～105％，リンで80～102％になります．一方，ゆでると重量は66～80gになり，生に比べカリウムで24～67％，リンで43～80％と，焼きに比べ大きく減らせます．肉のゆでのカリウム・リンの減り方が，魚の水煮に比べて大きな割合となるのは，調理した食材が，肉は薄切り，魚は厚切りであるためです．

　一方，とんかつおよびから揚げは，調理後重量が65～75gになり，生に比べカリウムで77～96％，リン83～92％と減少します．魚の揚げ物に比べ，肉のフライでのカリウム・リンの減少量が大きいことは，油の中での加熱時間が長いため，水分とともにこれらの成分が流出したためです．

3．カリウムやリンを減らすための効果的な調理

　効果的にカリウムとリンを減らす調理のポイントは，①食品を薄切り，さいの目切りなど，食品の表面積を大きくすること，②水さらし，ゆでる，および水煮を行い，水をしっかり切ることです．③肉類はフライやから揚げも有効です．これらの方法で調理すると食塩相当量も減少します．また，青菜やパスタをゆでる場合は，塩を使わないことも減塩のポイントの1つです．

　表4に食品群別に，調理法別の食塩相当量，カリウムおよびリンの残存率を示しました．常用する食品を調理するときに目安として利用できます．

食品名索引

あ

- アーモンド ……………… 30
- あいがも肉 ……………… 52
- アイスクリーム ………… 57
- アイスミルク …………… 57
- あおのり ………………… 73
- あおやぎ ………………… 49
- あかいか ………………… 50
- 赤色辛みそ …………… 56, 78
- あかがい ………………… 49
- 赤とさか ………………… 73
- 赤ピーマン ……………… 39
- あきさけ ………………… 46
- あこうだい ……………… 45
- あさつき ………………… 36
- あさり …………………… 49
- あじ ……………………… 45
- あずき …………………… 55
- アスパラガス ………… 36, 40
- 厚揚げ …………………… 56
- アップルパイ …………… 76
- 厚焼き卵 ………………… 55
- あなご …………………… 45
- 油揚げ …………………… 55
- アプロテンたんぱく調整
  スパゲティタイプ …… 86
- アプロテンたんぱく調整
  中華めんタイプ ……… 86
- アプロテンたんぱく調整
  マカロニタイプ ……… 86
- アボカド ………………… 29
- あまえび ………………… 50
- 甘ぐり …………………… 31
- 甘酒 ……………………… 74
- あまだい ………………… 45
- 甘納豆（あずき）………… 75
- 甘夏みかん ……………… 29
- 甘みそ ………………… 56, 78
- あみ ……………………… 51
- あめ玉 …………………… 65
- あゆ ……………………… 45
- あられ（小麦粉）………… 77
- あられ（米）……………… 76
- あわび …………………… 49
- あん ……………………… 55
- あんこう ………………… 45
- あんず …………………… 29
- あんず缶 ………………… 29
- あんずジャム …………… 65
- あんパン ………………… 77

い

- イースト ………………… 78
- いか ……………………… 50
- いかなご ………………… 45
- イクラ …………………… 46
- いさき …………………… 45
- いせえび ………………… 50
- いちご …………………… 29
- いちごジャム …………… 65
- いちじく ………………… 29
- いちょういも …………… 31
- 糸みつば ………………… 39
- いとよりだい …………… 45
- いのしし肉 ……………… 52
- いのぶた肉 ……………… 52
- 今川焼き ………………… 75
- いよかん ………………… 29
- いわし …………………… 45
- いわな …………………… 45
- イングリッシュマフィン … 25
- いんげん煮豆 …………… 55
- いんげん豆 ……………… 55
- インスタントラーメン … 26

う

- ウイスキー ……………… 74
- ういろう ………………… 75
- ウインナーソーセージ … 54
- ウーロン茶 ……………… 74
- ウエハース ……………… 77
- うぐいす豆 ……………… 55
- うぐいすもち …………… 75
- 薄口しょうゆ …………… 78
- ウスターソース ………… 78
- うずら卵 ………………… 55
- うずら豆 ………………… 55
- うど ……………………… 36
- うどん …………………… 25
- うなぎ …………………… 45
- うに ……………………… 51
- うばがい ………………… 49
- 梅酒 ……………………… 74
- うめびしお ……………… 41
- うめぼし ………………… 41

え

- えがお満点うどん ……… 86
- えだ豆 …………………… 36
- エダムチーズ …………… 57
- 越後くらぶ米麹みそ …… 87
- 越後ごはん ……………… 85
- 越後の食パン …………… 86
- 越後の丸パン …………… 86
- 越後のラスク …………… 85
- エネビットゼリー ……… 84
- エネプリン ……………… 84
- エネルギー調整食品 …… 83
- えのきたけ ……………… 73
- エバミルク ……………… 57
- えびフライ ……………… 81
- エリンギ ………………… 73
- エンダイブ ……………… 36
- えんどう ………………… 55
- えんどう煮豆 …………… 55
- 塩分50％カット
  ウスターソース ……… 87

お

- おいしくサポートエネル
  ギーゼリー …………… 83
- オイスターソース ……… 78
- 黄桃 ……………………… 30
- オートミール …………… 25
- おから …………………… 55
- 沖縄そば ………………… 26
- オクラ …………………… 36
- おたふく豆 ……………… 55
- おぼろこんぶ …………… 73
- オリーブ油 ……………… 69
- オレンジ ………………… 29
- オレンジジュース ……… 65
- オレンジゼリー ………… 76

か

- かいわれだいこん ……… 36
- かき油 …………………… 78
- かき（貝）………………… 49
- かき（果実）……………… 29
- 角砂糖 …………………… 65
- かじき …………………… 45
- カシューナッツ ………… 31
- かしわもち ……………… 75
- カスタードクリーム …… 77
- カスタードプディング … 76
- カステラ ………………… 75
- かずのこ ………………… 47
- かたくちいわし乾燥品 … 47
- かたくり粉 ……………… 66

173

かつお	46
かつお・こんぶだし	78
かつおだし	78
かつお節	46
カップ アガロリー	84
カテージチーズ	57
加糖練乳	57
かに風味かまぼこ	49
かぶ	36
かぶ根（塩漬）	41
かぶ根（ぬかみそ漬）	41
かぶ葉	36
かぶ葉（塩漬）	41
かぼちゃ	36
かます	46
かまぼこ	49
カマンベールチーズ	57
かゆ	25
からしな	36
からしめんたいこ	47
カリフラワー	36
顆粒風味調味料	78
かりんとう	75
かるかん	75
カルシウムウエハース	84
カルピス	66
かれい	46
カレー	81
カレー粉	78
カレーパン	77
カレールウ	69
かんてん	73
寒天ゼリー	65
かんぱち	46
乾パン	25
かんぴょう	36
がんもどき	55

き

キウイフルーツ	29
きす	46
黄だいず	55
きな粉	56
きぬごしとうふ	56
きはだまぐろ	46
黄ピーマン	39
キャベツ	36, 40
キャラメル	77
牛脂	69
牛たん	53
牛肉	52
牛肉味付け缶	53
牛乳	57
ぎゅうひ	75
きゅうり	36
きゅうり（塩漬）	41
きゅうり（しょうゆ漬）	41
きゅうり（ぬかみそ漬）	41
きゅうり（ピクルス）	41
ギョウザ	81
ギョウザの皮	26
きょうな	39
強力粉	25
玉露	74
魚肉ソーセージ	49
切干しだいこん	37
切りみつば	39
ぎんだら	46
ぎんなん	31
ぎんむつ	48
きんめだい	46
金芽ロウカット玄米ごはん	86

く

草もち	75
くしだんご	75
くじら	53
くずきり	66
くず粉	66
くずでんぷん	66
くずもち	66
くらげ	51
グラタン	81
クラッカー	77
グラニュー糖	65
くり	31
クリームチーズ	57
クリームパン	77
グリーンアスパラ	36
くりかぼちゃ	36
グリンピース	36
くるまえび	50
車ふ	26
くるみ	31
グレープフルーツ	29
グレープフルーツジュース	65
クレソン	37
黒きくらげ	73

黒砂糖	65
黒豆	55
クロワッサン	25
グンプンきな粉	87
グンプンでんぷん小麦粉	83
グンプンでんぷんボーロ	84
グンプンでんぷんもち	83
グンプンのクッキー	84
グンプンの力餅	83

け

鶏卵	55
毛がに	50
げっぺい	76
減塩げんたしょうゆ	87
減塩中濃ソース	87
減塩みそ	56, 87
元気ジンジン	84
げんたそば	86
げんたつゆ	87
げんたやきそば	86
げんた冷凍めんうどん風	86
玄米	25
玄米茶	74

こ

こい	46
濃口しょうゆ	78
鉱泉せんべい	76
紅茶	74
こうなご	45
高野どうふ	56
コーヒー	74
コーヒー牛乳	57
コーヒーゼリー	76
コーヒー ホワイトナー	57
コーラ	66
氷砂糖	65
凍りどうふ	56
コーンクリームスープ	81
コーンスターチ	66
コーンスナック	77
コーンフレーク	26
ごかぼう	76
穀物酢	78
ココア	74
ココリンたんぱく調整シュークリーム	84
越のげんた米	86

粉飴	83
粉飴ゼリー	83
粉飴ムース	84
粉かんてん	73
このしろ（甘酢漬）	46
こはだ	46
ごぼう	37
ごま	31
ごま油	69
こまつな	37
ごまドレッシング	69
小麦粉	25
小麦粉あられ	77
小麦粉せんべい	76
米パン粉	87
米みそ	56, 78
子持ちがれい	46
コロッケ	81
コンソメ	78
コンデンスミルク	57
こんにゃく	73
コンビーフ缶	53
こんぶ	73
昆布茶	74

さ

ザーサイ	41
サイダー	66
サウザンアイランドレッシング	69
さきいか	50
さくらえび	50
さくらもち	75
さくらんぼ	29
さくらんぼ缶	29
さけ	46
酒かす	74
さざえ	49
ささげ	55
ささだんご	75
ささみ（鶏）	53
さつま揚げ	49
さつまいも	31
さつまいもでんぷん	66
さといも	31
砂糖	65
サトウの低たんぱくごはん1/25	85
サトウの低たんぱくごはん1/25 かるめに一膳	85

サニーレタス … 40	食塩分8%風味しょうゆ … 87	するめいか … 50
さば … 46	食パン … 25	ずわいがに … 50
サブレ … 77	植物油 … 69	
さやいんげん … 37	ショルダーハム … 54	**せ**
さやえんどう … 37	ショルダーベーコン … 54	生活日記ごはん1/25 … 85
サラダ菜 … 37	しらこ … 47	清酒 … 74
さわら … 47	しらす干し … 47	精白米 … 25
サンチュ … 37	しらたき … 73	赤飯 … 25
さんとうさい … 37	白玉粉 … 25	ゼラチン … 78
さんぼうかん … 29	しるこ … 77	ゼラチンゼリー … 76
さんま … 47	しろうり（奈良漬） … 41	せり … 37
	しろさけ … 46	ゼリー … 76
し	白身魚フライ … 81	ゼリーキャンデー … 65
しいたけ … 73	ジン … 74	ゼリービーンズ … 65
塩えんどう … 55	ジンゾウ先生のでんぷん	セロリー … 37
塩辛 … 50	きしめん … 83	全がゆ … 25
塩だら … 47	ジンゾウ先生のでんぷん	せん茶 … 74
ししとうがらし … 37	クラコット … 85	せんべい … 76
しじみ … 49	ジンゾウ先生のでんぷん	ぜんまい … 37
ししゃも … 47	生パスタ … 83	
しそ … 37	ジンゾウ先生のでんぷん	**そ**
したびらめ … 47	生ラーメン … 83	そうめん … 26
シチュー … 81	ジンゾウ先生のでんぷん	ソース … 78
じねんじょ … 31	ノンフライ麺 … 83	ソーセージ … 54
しばえび … 50	ジンゾウ先生のでんぷん	即席中華めん … 26
シャーベット … 66	薄力粉 … 83	そば … 26
じゃがいも … 31	ジンゾウ先生のでんぷん	ソフトクリーム … 57
じゃがいもでんぷん … 66	パンミックス … 87	そらまめ食堂たんぱく質
しゃこ … 51	ジンゾウ先生のでんぷん	調整そうめん … 86
ジャムパン … 77	細うどん … 83	そらまめ食堂1/25ごはん … 85
シュークリーム … 76	ジンゾウ先生のでんぷん	そら豆 … 37, 55
1/12.5越後米粒タイプ … 86	ホットケーキミックス … 83	
1/12.5プチ越後ごはん … 85	ジンゾウ先生のでんぷん	**た**
シュウマイ … 81	焼えびせん … 85	タアサイ … 37
シュウマイの皮 … 26		たい … 47
じゅうろくささげ … 37	**す**	だいこん … 37
しゅんぎく … 37	酢 … 78	だいこん（たくあん漬） … 41
しょうが … 37	スイートコーン … 38	だいこん（ぬかみそ漬） … 41
しょうが（甘酢漬） … 41	すいか … 29	だいこん（福神漬） … 41
紹興酒 … 74	スキムミルク … 57	だいこん（べったら漬） … 41
上新粉 … 25	すけとうだら … 47	だいこん葉 … 37
しょうちゅう … 74	すじこ … 46	大正えび … 50
しょうゆ … 78	すずき … 47	だいず … 55
ショートケーキ … 76	ズッキーニ … 37	だいずもやし … 40
ショートニング … 69	スパゲッティ … 26	たいせいようさけ … 46
食塩調整食品 … 87	スポーツ飲料 … 66	たいせいようさば … 47
食塩濃度5%減塩しょうゆ … 87	スモークサーモン … 46	だいふくもち … 75
食塩不使用ヘルシー	すもも … 29	たいらがい … 49
ケチャップ … 87	するめ … 50	たかな … 37
		たかな（漬物） … 41

たけのこ … 38	
たこ … 50	
だししょうゆ … 78	
だしの素 … 78	
だし入りみそ … 56	
だし巻き卵 … 55	
だしわりつゆの素 … 87	
だしわりぽんず … 87	
たちうお … 47	
田作り … 47	
脱脂粉乳 … 57	
だて巻き … 49	
卵どうふ … 55	
卵焼き … 55	
たまねぎ … 38, 40	
たら … 47	
たらこ … 47	
たらの芽 … 38	
たらばがに … 50	
たん（牛） … 53	
炭酸果実色飲料 … 66	
淡色辛みそ … 56, 78	
たんぱく質調整純米せんべい … 85	
たんぱく質調整食品 … 85	
たんぱく調整串団子 … 85	
たんぱく調整チョコレート … 84	
ち	
チーズ … 57	
チーズケーキ … 76	
ちくわぶ … 26	
チューインガム … 65	
中華スタイル即席カップめん … 26	
中華だし … 78	
中華まんじゅう … 76	
中華めん … 26	
調整豆乳 … 56	
チョココロネ … 77	
チョコレート … 77	
チリソース … 78	
チンゲンサイ … 38, 40	
つ	
粒うに … 51	
つまみな … 38	
つみれ … 49	
つるむらさき … 38	

て
- T・T小麦粉 …………… 87
- T・Tホットケーキミックス …………… 87
- 低脂肪加工乳 …………… 57
- 低リン乳 …………… 87
- 低リンミルクL.P.K …… 87
- デニッシュペストリー …… 76
- てんぷら粉 …………… 25
- でんぷんハイおこし …… 84

と
- とうがん …………… 38
- 豆乳 …………… 56
- 豆板醤（トウバンジャン） …………… 78
- とうふ …………… 56
- 道明寺 …………… 75
- とうもろこし …………… 38
- ドーナッツ …………… 76
- ところてん …………… 73
- とさかのり …………… 73
- とびうお …………… 47
- トマト …………… 38
- トマトケチャップ …………… 78
- トマトジュース …………… 38
- トマトソース …………… 78
- トマトピューレー …………… 78
- トマトミックスジュース …………… 38
- ドライソーセージ …………… 54
- とらふぐ …………… 48
- どら焼き …………… 75
- とりがい …………… 49
- 鶏がらだし …………… 78
- 鶏肉 …………… 53
- ドレッシング …………… 69
- ドロップ …………… 65
- とろろこんぶ …………… 73
- とんかつソース …………… 78

な
- ながいも …………… 31
- 長ねぎ …………… 39
- なし …………… 29
- なす …………… 38, 40
- なす（塩漬） …………… 41
- なす（しば漬） …………… 41
- なす（ぬかみそ漬） …… 41
- 納豆 …………… 56
- なつみかん …………… 29
- なのはな …………… 38
- なばな …………… 38
- 生揚げ …………… 56
- 生クリーム …………… 69
- なまこ …………… 51
- 生ハム …………… 54
- 生ふ …………… 26
- 生やつはし …………… 75
- なまり …………… 46
- 生わかめ …………… 73
- なめこ …………… 73
- なると …………… 49
- ナン …………… 25

に
- にがうり …………… 38
- にじます …………… 48
- 1/20越後ごはん …………… 85
- 1/25越後ごはん …………… 85
- にしん …………… 47
- 日清MCTパウダー …… 83
- 煮干し …………… 48
- 乳飲料 …………… 57
- 乳酸菌飲料 …………… 57, 66
- 乳製品 …………… 57
- ニューマクトンクッキー …………… 84
- ニューマクトンプチゼリー …………… 84
- にら …………… 38, 40
- にんじん …………… 39, 40
- にんにく …………… 39
- にんにくの芽 …………… 39

ね
- ネーブルオレンジ …………… 29
- ねぎ …………… 39
- ネクタリン …………… 30
- 根深ねぎ …………… 39
- 根みつば …………… 39
- 練りうに …………… 51
- ねりきり …………… 75

の
- 濃厚加工乳 …………… 57
- のざわな（塩漬） …………… 41
- のり …………… 73
- ノンアルコールビール …… 74
- ノンオイル和風ドレッシング …………… 78

は
- はいが精米 …………… 25
- ハイカロ160（ドリンク） …… 84
- パインアップル …………… 29
- パインアップル缶 …………… 29
- パインアップルジュース …………… 66
- ばかがい …………… 49
- はくさい …………… 39
- はくさい（キムチ） …………… 41
- はくさい（塩漬） …………… 41
- 白桃 …………… 30
- 薄力粉 …………… 25
- はす …………… 40
- はぜ …………… 48
- パセリ …………… 39
- バター …………… 69
- バターケーキ …………… 76
- バタースコッチ …………… 77
- バターピーナッツ …………… 31
- バターロール …………… 25
- はたはた …………… 48
- はちみつ …………… 65
- はっさく …………… 29
- 発泡酒 …………… 74
- バナナ …………… 29
- はな豆 …………… 56
- 馬肉 …………… 53
- パパイヤ …………… 30
- ババロア …………… 76
- はまぐり …………… 49
- はまち …………… 48
- ハヤシルウ …………… 69
- バルサミコ酢 …………… 78
- はるさめ …………… 66
- パルメザンチーズ …………… 57
- バレンシアオレンジ …… 29
- パン粉 …………… 25
- パン酵母 …………… 78
- ハンバーグ …………… 81
- はんぺん …………… 49

ひ
- ピーエルシーごはん 1/10 魚沼産コシヒカリ …… 85
- ピーエルシーごはん 1/20 …………… 85
- ピーエルシーごはん 1/25 …………… 85
- ピーナッツ …………… 31
- ピーナッツバター …………… 31
- ビーフジャーキー …………… 53
- ビーフン …………… 26
- ピーマン …………… 39, 40
- ビール …………… 74
- ひき肉（牛） …………… 53
- ひき肉（鶏） …………… 53
- ひじき …………… 73
- ビスケット …………… 77
- ピスタチオ …………… 31
- ひやむぎ …………… 26
- ひよこ豆 …………… 56
- ひらたけ …………… 73
- ピラフ …………… 81
- ひらめ …………… 48
- びわ …………… 30
- びわ缶 …………… 30

ふ
- ブイヨン …………… 78
- ふき …………… 39
- ふきのとう …………… 39
- ふき豆 …………… 55
- ふぐ …………… 48
- 豚肉 …………… 54
- ふだんそう …………… 39
- 普通牛乳 …………… 57
- ぶどう …………… 30
- ぶどう缶 …………… 30
- ぶどうジュース …………… 66
- ぶどうパン …………… 25
- ぶどう豆 …………… 55
- ふな …………… 48
- ぶなしめじ …………… 73
- フライドポテト …………… 31, 81
- ブラックタイガー …………… 50
- ブラックマッペもやし …… 40
- フランクフルトソーセージ …………… 54
- フランスパン …………… 25
- ブランデー …………… 74
- ぶり …………… 48
- フルーツ牛乳 …………… 57
- ブルーベリー …………… 30
- ブルーベリージャム …… 65
- プルーン …………… 29

フレーク，ホワイト（まぐろ）
　……………………… 48
フレーク（かつお） ……… 46
フレーク（まぐろ） ……… 48
プレスハム ……………… 54
フレンチドレッシング …… 69
プロセスチーズ ………… 57
ブロッコリー …………… 39
ぶんたん ………………… 30

へ
米飯 ……………………… 25
ベーキングパウダー …… 78
ベーコン ………………… 54
ヘーゼルナッツ ………… 31
べにざけ（くん製） ……… 46
紅しょうが ……………… 41
べにばないんげん ……… 56

ほ
ほうじ茶 ………………… 74
ほうぼう ………………… 48
ほうれんそう ………… 39，40
ボーロ …………………… 76
干しいも ………………… 31
干しうどん ……………… 25
干しがき ………………… 29
干しかれい ……………… 46
干ししいたけ …………… 73
干しそば ………………… 26
干し中華めん …………… 26
干しぶどう ……………… 30
ほたてがい ……………… 49
ほたるいか ……………… 50
ほっきがい ……………… 49
ほっけ …………………… 48
ホットケーキミックス …… 25
ポップコーン …………… 26
ポテトチップス ………… 77
ほや ……………………… 51
ボロニアソーセージ …… 54
ホワイトアスパラ ……… 36
ぽんかん ………………… 30
ほんまぐろ ……………… 48
本みりん ………………… 78
ボンレスハム …………… 54

ま
マーガリン ……………… 69
まあじ …………………… 45

マーボーどうふの素 …… 81
マーマレード …………… 65
まいたけ ………………… 73
まいわし ………………… 45
マカダミアナッツ ……… 31
まがれい ………………… 46
マカロニ ………………… 26
マクトンオイル ………… 83
マクトンゼロパウダー … 83
まぐろ …………………… 48
まこんぶ ………………… 73
まさば …………………… 46
マジェランあいなめ …… 48
マシュマロ ……………… 77
まだい …………………… 47
まだこ …………………… 50
まだら …………………… 47
まつ ……………………… 31
マッシュルーム ………… 73
まつたけ ………………… 73
抹茶 ……………………… 74
真粒米1/25 ……………… 86
マドレーヌ ……………… 76
マトン …………………… 54
まながつお ……………… 48
豆みそ …………………… 56
マヨネーズ ……………… 69
丸型ニューマクトンビス
　キー …………………… 84
マロングラッセ ………… 77
マンゴー ………………… 30
まんじゅう ……………… 75

み
ミートソース …………… 81
ミートボール …………… 81
みがきにしん …………… 47
みかん …………………… 30
みかん缶 ………………… 30
みかんジュース ………… 66
みずあめ ………………… 65
みずかけな ……………… 39
みずな …………………… 39
みそ ………………… 56，78
みつば …………………… 39
ミニトマト ……………… 38
みょうが ………………… 39
みりん …………………… 78
みりん風味調味料 ……… 78
みるがい ………………… 49

ミルクゼリー …………… 76

む
ムースアガロリー ……… 84
無塩バター ……………… 69
麦茶 ……………………… 74
蒸し中華めん …………… 26
むつ ……………………… 48
無糖練乳 ………………… 57
紫キャベツ ……………… 36

め
メープルシロップ ……… 65
明治リーナレンLP ……… 84
めかじき ………………… 45
めかぶわかめ …………… 73
めキャベツ ……………… 39
めざし …………………… 45
めばる …………………… 48
メルルーサ ……………… 48
メロ ……………………… 48
メロン …………………… 30
メロンパン ……………… 77
メンチカツ ……………… 81
めんつゆ ………………… 78

も
もずく …………………… 73
もち ……………………… 25
もち米 …………………… 25
モッツァレラチーズ …… 57
もなか …………………… 75
もめんとうふ …………… 56
もも ……………………… 30
もも缶 …………………… 30
ももネクター …………… 66
もやし …………………… 40
モロヘイヤ ……………… 40

や
焼きちくわ ……………… 49
焼きとうふ ……………… 56
焼きふ …………………… 26
焼き豚 …………………… 54
やつがしら ……………… 31
八つ橋 …………………… 76
やまのいも ……………… 31
やりいか ………………… 50
やわらかおかき ………… 85

ゆ
ゆであずき缶 …………… 55
ゆば ……………………… 56
ゆべし …………………… 75
ゆめごはん1/5 ………… 86
ゆめごはん1/25トレー … 85
ゆめごはん1/35トレー … 85
ゆめベーカリー　たんぱく質
　調整食パン …………… 86
ゆめベーカリー　たんぱく質
　調整丸パン …………… 86

よ
ようかん ………………… 75
洋なし缶 ………………… 29
洋風だし ………………… 78
ヨーグルト ……………… 57

ら
ラード …………………… 69
ライチー ………………… 30
ライ麦パン ……………… 25
らくがん ………………… 76
ラクトアイス …………… 57
らっきょう（甘酢漬） …… 41
ラディッシュ …………… 40
ラム ……………………… 54
ラムネ …………………… 65

り
緑茶 ……………………… 74
緑豆もやし ……………… 40
りんご …………………… 30
りんご缶 ………………… 30
りんごジャム …………… 65
りんごジュース ………… 66
リン質調整食品 ………… 87

る
ルウ ……………………… 69

れ
れいし …………………… 30
冷めん …………………… 26
レーズン ………………… 30
レタス …………………… 40
レッドキャベツ ………… 36
レナウェルA …………… 84
レナジーbit …………… 84

レバー（牛） ……… 53	**ろ**	わかさぎ ……… 48	わらび粉 ……… 66
レバー（鶏） ……… 53	ローストビーフ ……… 53	わかめ ……… 73	**M**
レバー（豚） ……… 54	ロースハム ……… 54	わけぎ ……… 40	MCT入りミニゼリー … 84
レバーペースト ……… 54	ロールパン ……… 25	わさび漬 ……… 41	
レモン ……… 30	**わ**	わたりがに ……… 50	
れんこん ……… 40	ワイン ……… 74	ワッフル ……… 77	
レンズ豆 ……… 56		和風ドレッシング ……… 69	
		わらび ……… 40	

腎臓病食品交換表　第9版
―治療食の基準―

ISBN978-4-263-70674-9

1971年 6 月20日	第 1 版第 1 刷発行	
1975年 6 月30日	第 2 版第 1 刷発行	
1981年 5 月15日	第 3 版第 1 刷発行	
1983年 5 月10日	第 4 版第 1 刷発行	
1988年 1 月10日	第 5 版第 1 刷発行	
1996年 4 月15日	第 6 版第 1 刷発行	
2003年 7 月10日	第 7 版第 1 刷発行	
2008年 9 月10日	第 8 版第 1 刷発行	
2016年 9 月25日	第 9 版第 1 刷発行	
2024年 1 月10日	第 9 版第 9 刷発行	

　　　　　　　　　　　　監修者　黒　川　　　清
　　　　　　　　　　　　編者代表　中　尾　俊　之
　　　　　　　　　　　　発行者　白　石　泰　夫
　　　　　　　　　　　　発行所　医歯薬出版株式会社

〒113-8612　東京都文京区本駒込 1-7-10
TEL.（03）5395-7626（編集）・7616（販売）
FAX.（03）5395-7624（編集）・8563（販売）
https://www.ishiyaku.co.jp/
郵便振替番号 00190-5-13816

乱丁，落丁の際はお取り替えいたします．　　印刷・真興社／製本・皆川製本所
© Ishiyaku Publishers, Inc., 1971, 2016.　Printed in Japan

本書の複製権・翻訳権・翻案権・上映権・譲渡権・貸与権・公衆送信権（送信可能化権を含む）・口述権は，医歯薬出版（株）が保有します．
本書を無断で複製する行為（コピー，スキャン，デジタルデータ化など）は，「私的使用のための複製」などの著作権法上の限られた例外を除き禁じられています．また私的使用に該当する場合であっても，請負業者等の第三者に依頼し上記の行為を行うことは違法となります．

JCOPY ＜出版者著作権管理機構　委託出版物＞
本書をコピーやスキャン等により複製される場合は，そのつど事前に出版者著作権管理機構（電話03-5244-5088, FAX 03-5244-5089, e-mail：info@jcopy.or.jp）の許諾を得てください．